吃对食物 守住健康

CHI DUI SHIWU
SHOUZHU JIANKANG

欧阳英　李艳华◎编著

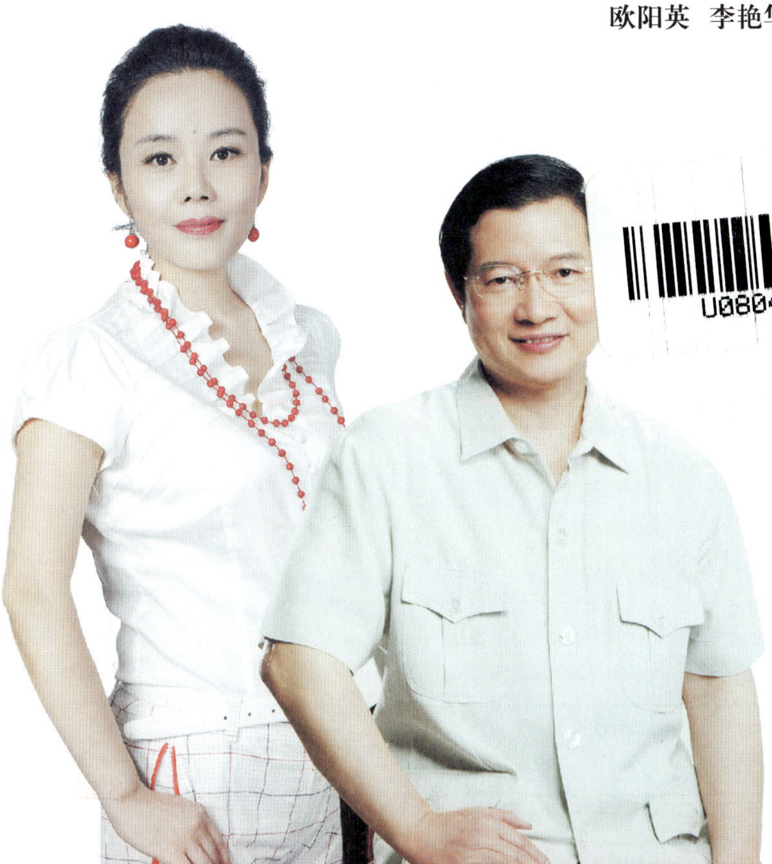

陕西科学技术出版社
陕西师范大学出版总社

图书代号　ZH17N0864

图书在版编目（CIP）数据

吃对食物，守住健康 / 欧阳英，李艳华编著. —
西安：陕西科学技术出版社，2017.8
ISBN 978-7-5369-7027-4

Ⅰ. ①吃…　Ⅱ. ①欧…②李…　Ⅲ. ①食物养生
Ⅳ. ①R247.1

中国版本图书馆 CIP 数据核字（2017）第175147号

吃对食物，守住健康

欧阳英　李艳华　编著

责任编辑 / 孙雨来　李艳茸
责任校对 / 徐　娜　张建明
装帧设计 / 鼎新设计
出版发行 / 陕西科学技术出版社
西安市北大街147号　邮编 710003
http://www.snstp.com
陕西师范大学出版总社
西安市长安南路199号　邮编 710062
http://www.snupg.com
经　　销 / 新华书店
印　　刷 / 西安市建明工贸有限责任公司
开　　本 / 787mm × 1092mm　1/16
印　　张 / 15
字　　数 / 180千
版　　次 / 2017年8月第1版
印　　次 / 2017年8月第1次印刷
书　　号 / ISBN 978-7-5369-7027-4
定　　价 / 45.00元

读者购书、书店添货如发现印刷装订问题，请与陕西师范大学出版总社营销部联系调换。

电　话：（029）85307864　85303622（传真）

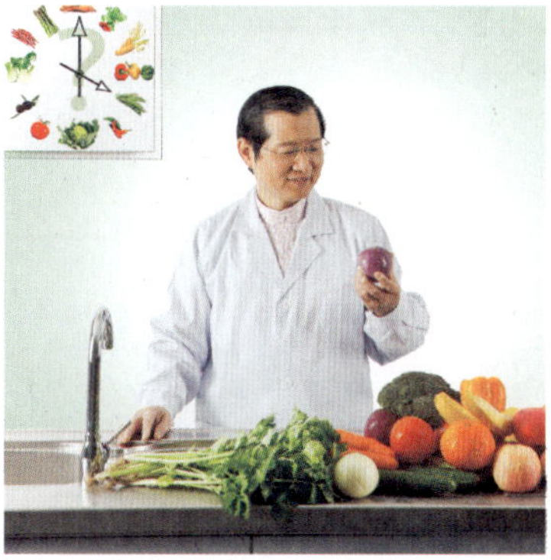

欧阳老师有话说

帮助一个人，
就是帮助一个家庭。

我研究推广食养食疗已经40年了，从1985年便开始照顾癌症病人，协助过无数病人通过食疗恢复健康。

我是中华人民共和国一级公共营养师，根据自己30余年的临床食养食疗经验，迄今已编写了55本食养食疗著作，讲过很多课，我的足迹遍及东南亚地区和中国大陆、台湾。

我的妈妈今年96岁，身体非常好。

我的爸爸活了107岁，无疾而终。

我的愿望就是盼望大家都能像我的父母一样，吃得对，吃得好，无病无痛，活过100岁！

如果有病，不用害怕，病能来，就能去。一方面要及时找医生治疗，一方面要同时改正错误的生活与饮食。

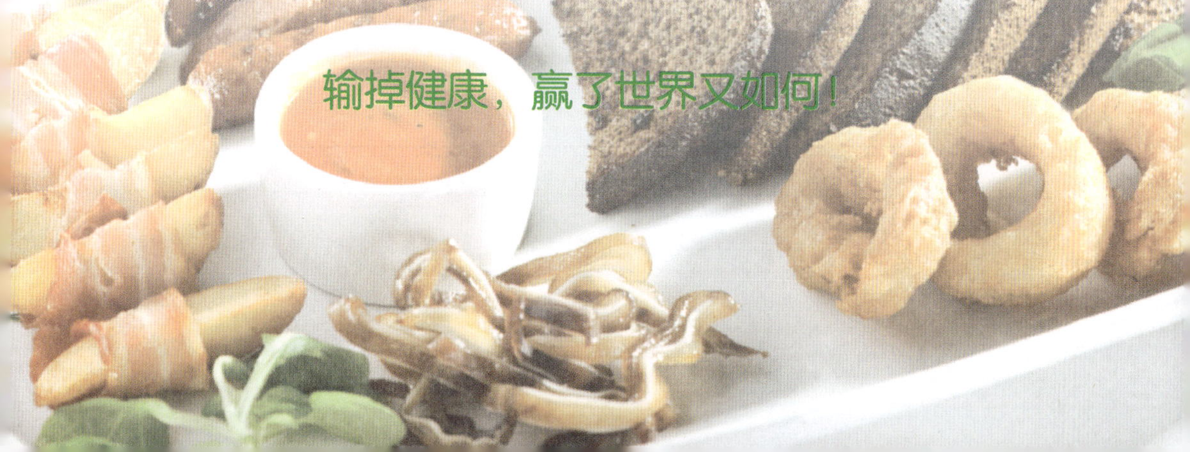

输掉健康，赢了世界又如何！

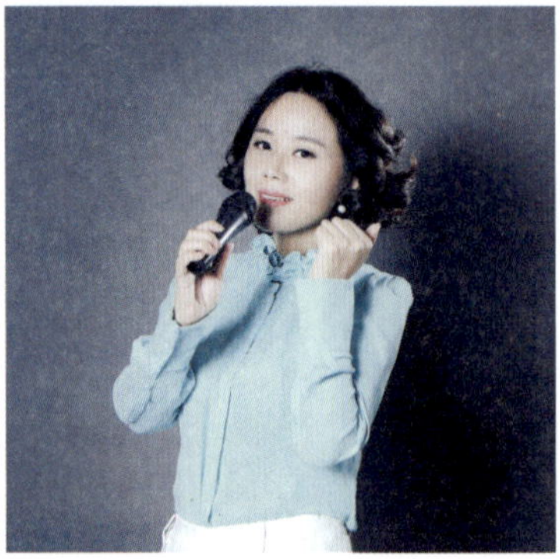

艳华老师有话说

我是一面镜子，警醒你
我是一道阳光，照亮你
我是一名师者，解惑，传道……

你绝对可以掌控自己的健康，答案在于：

“你的筷子夹起了什么？”

“不是贵的就是对的”，绝大部分疾病其实并不遗传，饮食习惯却会遗传一代又一代。面对疾病多发的今天，我们如何通过“吃”独善其身？

我们需要学会“吃对食物，远离疾病，缔造一个家的健康！”

九成疾病都可以自愈。

吃对食物，身体就会往健康方向发展，反之则是向着病态发展。

我从事健康美丽事业20多年了，是一名资深饮食调养师和营养讲师，一名食养受益者和热情的传播者，是“饮食防癌抗癌专题讲座”发起人之一。经常受邀至各机关团体、企事业单位、社区，进行“饮食养生抗衰”讲座，深深体会到饮食对每个人的重要性。

我的愿望就是希望更多的人能够在当下觉醒，在当下行动，“防病有心走在前，治病有术不慌乱，全家健康人人安”。

读完这本书，你会发现：健康，原本并不复杂，我们其实都能做得到。

吃对食物，方能守住健康！

吃对食物，方能守住健康

我们的祖先早就说过：“病从口入”。

吃，是人的本能，一日三餐，是我们每天的刚性需求，谁也不能缺少。随人们生活水平的提高，我们好像是吃得越来越好了，可是身体却不一定是越来越好了，为什么呢？不由得让我们去反思这个问题。

原来，很多人都“吃错食物了”“吃多食物了”。身体需要的食物并非是我们爱吃的食物，自以为贵的食物……自古以来，“药食同源”，很多食物亦是药物。如果长期饮食吃错了方向，吃多了爱吃的食物，身体自然会产生抗议，发脾气，最终以各种病症发泄出来，以示惩戒……

为了追求口感和新奇，我们用了很多不好的烹调方式和不健康的食物，进一步加剧了身体的负担，吃出了很多问题。假若能够遵循专业的指导，进行科学对症的饮食和生活，将防病养生落实于“餐桌”上，从此，让更多的人走向“健康，年轻，长寿”。

我们的愿望就是希望更多的人能够在当下觉醒，在当下行动，“养生防病走在前，治病有术不慌乱”。盼望大家都能像欧阳英的父母一样，吃得对，吃得好，无病无痛，精力充沛，活过100岁。欧阳英的爸爸活了107岁，无疾而终，妈妈今年96岁，身体非常好。像欧阳英一样无病无恙，活力四射，像李艳华一样，即使经过疾病的考验，依然可以绽放健康和美丽。

我们研究食养食疗已经很多年了，足迹遍及中国大陆、台湾及东南亚地区。我们根据30余年的临床食养食疗经验和很多人（包括李艳华本人）的防病抗病经历，编写了这本书，希望能够帮助更多的人通过科学饮食的配合来防病抗病养生。不过，书中的验方和方法要根据个人的体质和病情不同选择，结果也会各有差异。如果有病，不用害怕，一方面要及时找医生治疗，一方面要同时改正错误的生活习惯与饮食习惯。

读完这本书，你会发现，“健康年轻长寿美丽”原本并不复杂。我们其实都能做得到。

Contents

目录

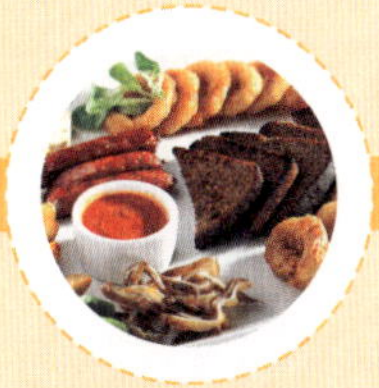

第1章　食物是最好的药物

第一节　食物与药物 / 001

第二节　医（药）食本同源 / 006

第2章　了解自己

第一节　个人体质检测 / 011

第二节　了解自疗的要诀 / 016

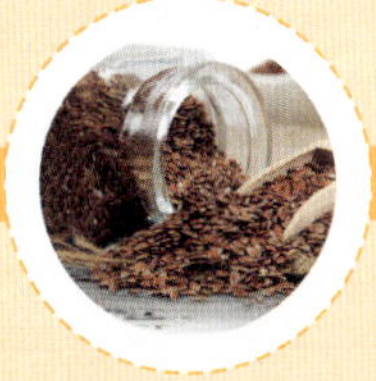

第3章　了解食物

第一节　食物分类 / 021

第二节　食物的特性 / 022

第三节　关于油、盐、杂粮、蔬果 / 027

第四节　关于营养补充品（功能性食品）/ 034

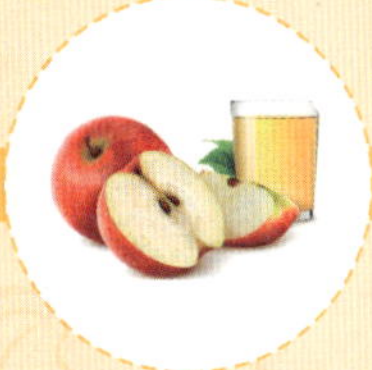

第4章　如何成功食疗，提升自愈力

第一节　食疗成功的要诀 / 035

第二节　了解人体自愈能力（免疫力）/ 041

第三节　食疗四要素 / 045

第四节　食疗常识 / 052

第五节　人体需要的功能食品 / 055

第5章　排毒净体轻体，了解人体

第一节　了解人体 / 059

第二节　三通排毒 / 065

第三节　净体排毒 / 067

第四节　人体内脏六大器官排毒时间表 / 079

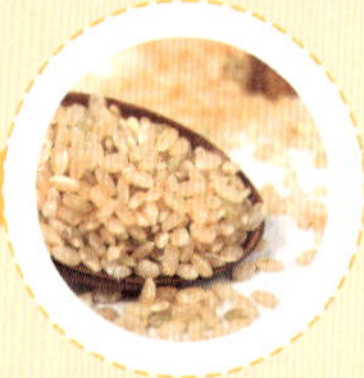

第6章　男女老少孕食疗要诀

第一节　儿童与青少年食疗要诀 / 089

第二节　中老年人群——延缓衰老八大秘诀 / 097

第三节　孕产妇食疗要诀 / 104

第四节　为您支招 / 110

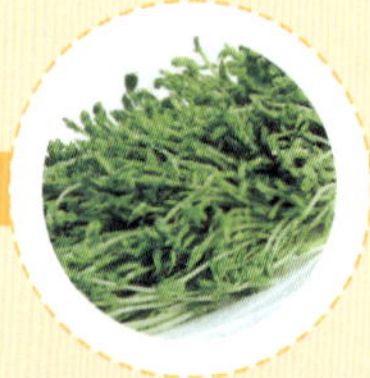

第7章　食疗验方（食物是最好的药物）

第一节　常见病症食疗 / 116

第二节　慢性病食疗 / 163

第三节　妇科男科病症食疗 / 203

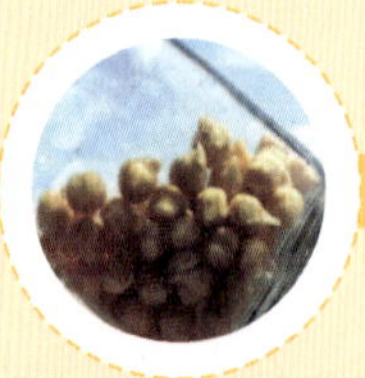

附录

食养饮食原则 / 224

烹调方式停、看、听 / 227

芽菜种植系列 / 228

编后语

第1章 食物是最好的药物

第一节　食物与药物

“民以食为天”，自古以来，人生命的根本就在于吃，这是人最基本的刚性需求。所以，每日吃食物，是人类生存的基础和最重要的事情。每日吃的东西不同，身体的健康程度也会有所不同。

食物是什么？

食物是可供食用的东西，通常由碳水化合物、脂肪、蛋白质和水构成，能够满足机体正常生理和生化能量需求，并能延续正常寿命的物质。

食物的来源可以是植物、动物或者其他，例如真菌，抑或发酵产品像酒精等等。人类凭借采集、耕种、畜牧、狩猎、垂钓等许多种不同的方式获得食物。

食物主要来源于自然界可以直接或者间接食用的自然资源。每种生命体的生理功能需要不同，生理机制不一样，生存方式不同，导致不同生命体所需的食物千差万别。

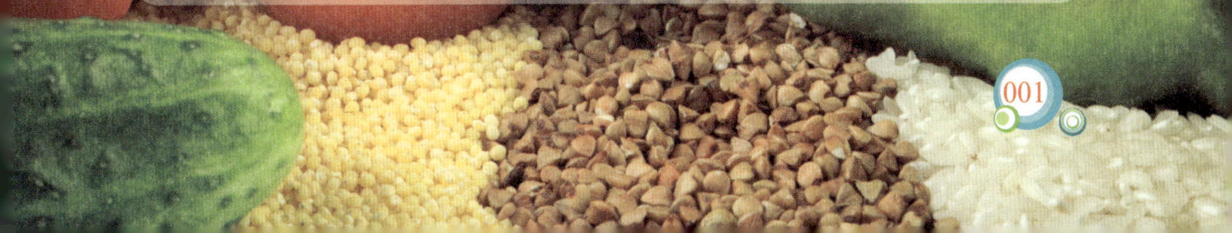

食物六大营养素

蛋白质、碳水化合物、脂肪、维生素、矿物质、水。

食物分类标准

食物可分为碱性食物和酸性食物两个大类，人们进食必须酸碱食物搭配得当才能维持体内血液酸碱度的平衡。所谓酸性食物和碱性食物，并非由口感或味觉来识别，主要是食物被机体吸收氧化后所蕴含的化学元素来作为鉴别的依据。大凡含氮、硫、磷等非金属元素较多的则为酸性食物，而含钠、钾、钙、镁等金属元素较多的乃是碱性食物。

食物的作用

饮食为的是补充营养，这是人所共知的常识。但具体说来还有许多讲究。首先，人体最重要的是精、气、神，统称“三宝”。机体营养充盛，则精、气充足，神自健旺。《寿亲养老新书》说“主身者神，养气者精，益精者气，资气者食。食者生民之大，活人之本也”，明确指出了饮食是“精、气、神”的营养基础。其次，由于食物的味道各有不同，对脏腑的营养作用也有所侧重。《素问·至真要大论》中说：“五味入胃，各归所喜，故酸先入肝，苦先入心，甘先入脾，辛先入肺，咸先入肾，久而增气，物化之常也。”此外，食物对人体的营养作用，还表现在其对人体脏腑、经络、部位的选择性上，即通常所说的“归经”问题。如：茶入肝经，梨入肺经，粳米入脾、胃经，黑豆入肾经等等，有针对性地选择适宜的饮食，对人的营养作用更为明显。

药物和食物的区别

食物和口服药物都是经口摄入，但被人体吸收后所起的作用不同。

食物 表现为营养功能，可提供能量和营养素，使人享受美味的同时并维持健康；食物是营养素的载体，是含有多种营养素的混合物。

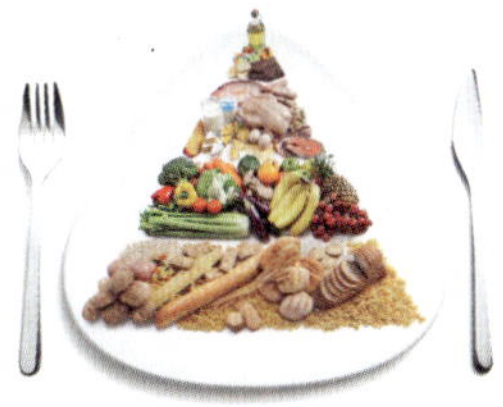
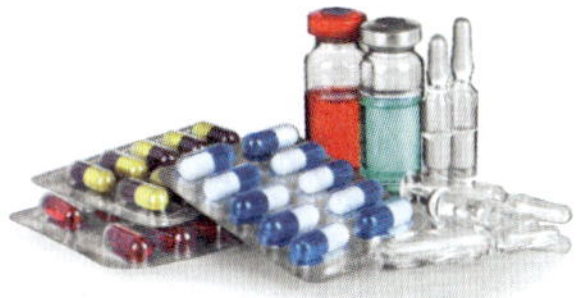
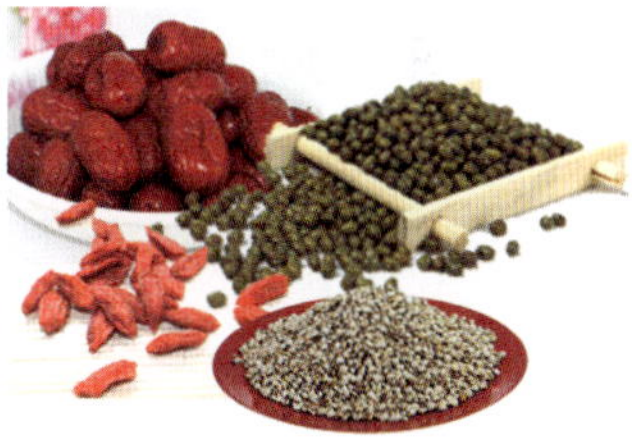

药物 药物有气味，食物也有气味，两者有时交叉使用，有些食物就是药物，例如，山药、薏米、芡实等，两者应该如何区别呢？《黄帝内经》说：“毒药攻邪，五谷为养，五果为助，五畜为益，五蔬为充。”

首先，药物偏性大，所以有“药者，毒也”一说，药物作用于人体，是以药物之偏性纠正人体之偏性的过程。

其次，药物多用于攻邪，食物则多用于补精。药物之气重于味，食物之味重于气。如果将两者对比，药物重于气为阳，食物重于味为阴，“阳生阴长，阳杀阴藏”，药物主生杀，食物主长藏。

最后，人们食用药物和食物的目的不同。药物是取其气，而去其形，用以攻邪；食物取其味和形，用以补精。换句话说，人饿了是要吃饭的而不能以药代饭。

过去与现今食物的区别

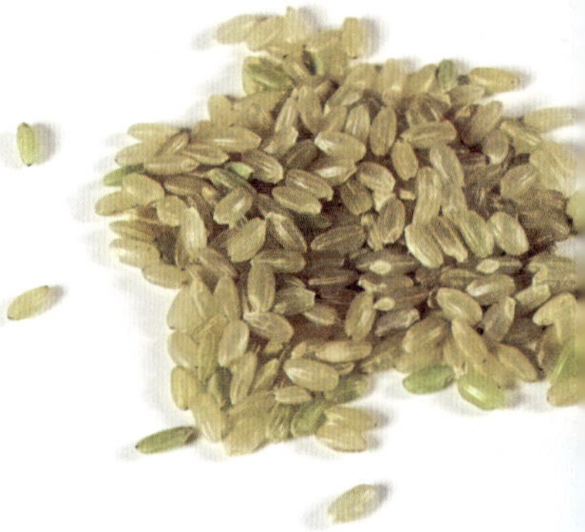

原始人的食物多为蔬菜水果，尤其是野果、野菜；
因为那时没有种植知识；
原始人没有吃“饭”，因为不会种稻；
原始人很少吃肉，要吃肉就要靠打猎；
但是打猎也要靠运气等条件；
原始人的食物天然，烹调方式也简单，
所以营养也比较均衡，
是适合人类的饮食习惯。
随着社会渐渐文明，种植技术越来越发达；
人类开始吃“饭”，古代的人多吃糙米。
随着科技越来越发达；
我们现在都吃精米，其实精米不比糙米来得有营养。
谷米在经过磨砚后，会损失大部分的维生素B，
导致我们吃饭等于摄取大量的糖。
现代人吃肉的机会多了，
吃菜的时候反而少了，
这不是我们所要的饮食方式；
虽然科技越来越发达；
但是人体却没有随时代而进化，与时俱进，
所以人还是适合**多菜少肉**的饮食。

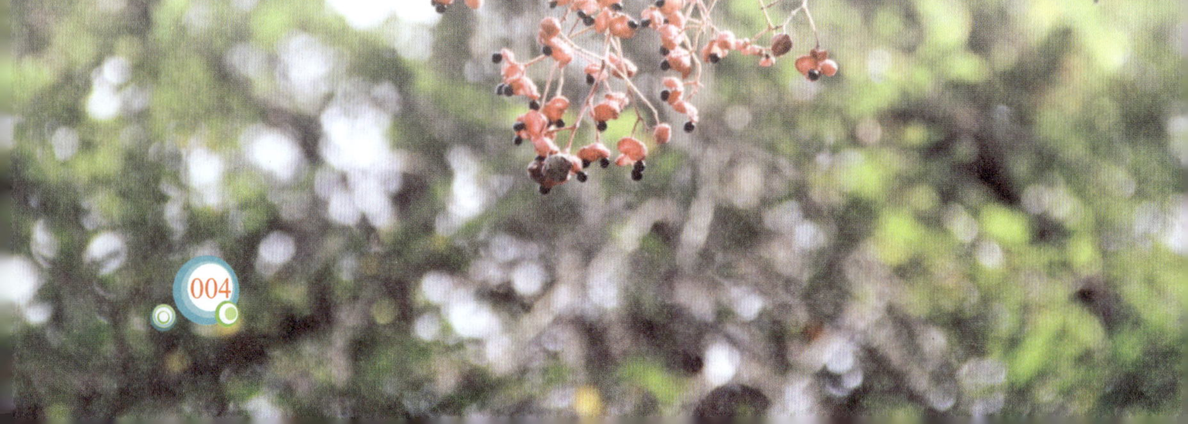

随着环境的污染，
我们不能保证食物的品质；
加上为了保存食物，
让食物可以放存更长的时间。
食物通常经过科学处理，
水果蔬菜会加上科学药物、农药等；
许多食物也会经过加工处理，
可是许多维生素在加工过程中，
会流失或被损坏；
烹调方式也导致现在的食物品质下降，
比如高温油炸油煎，
比如熏烤烘焙，
比如蔬菜长时间烹煮，
所以现代人的健康有别于古人，
而且许多文明病也由此而来。

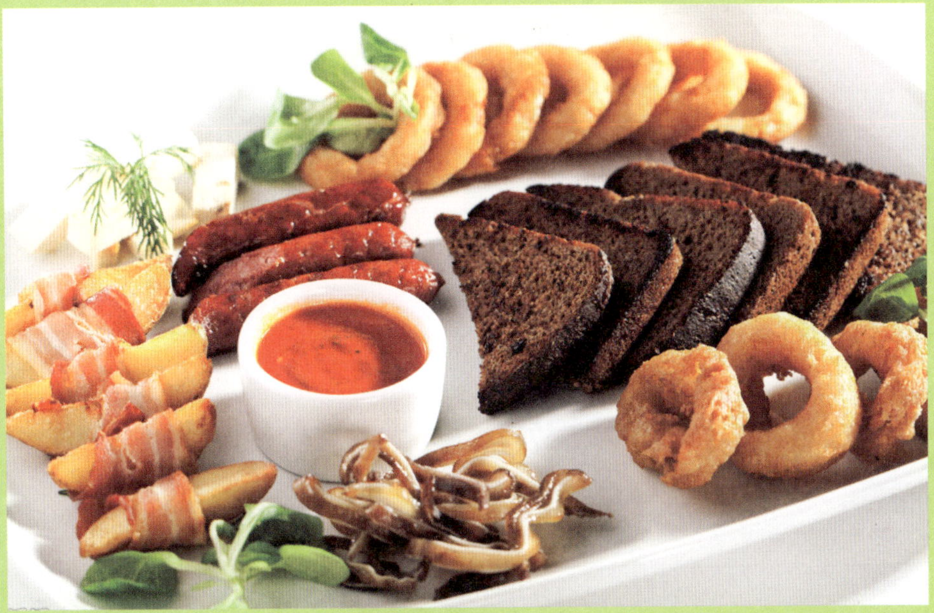

如何吃，是人的一种智慧

不要吃错就是智慧

不要吃多就是智慧

不要吃错就是智慧

药补不如食补就是智慧

药养不如食养就是智慧

第二节　医（药）食本同源

所谓“药食同源”，即许多食物即药物，它们之间并无绝对的界线。中国中医学自古以来就有“药食同源”（又称为“医食同源”）的说法。

这一观点认为：许多食物既是食物也是药物，食物和药物一样同样能够防治疾病。在古代社会中，人们在寻找食物的过程中发现了各种食物和药物的性味和功效，认识到许多食物可以药用，许多药物也可以食用，两者之间很难严格区分。这就是“药食同源”的基础，也是**食物疗法**的基础。

中药与食物的共同点：可以用来防治疾病。

它们的不同点是：中药的治疗药效强，也就是人们常说的“药劲大”，用药正确时，效果突出，而用药不当时，容易出现较明显的副作用；而食物的治疗效果不及中药那样突出和迅速，配食不当，也不至于立刻产生不良的结果。但不可忽视的是，药物虽然作用强但一般不会经常吃，食物虽然作用弱但天天都离不了。**“日积月累，从量变到质变”，**这种影响作用就变得非常想要。从这个意义上讲，食物并不亚于中药的作用。因此正确合理地调配饮食，坚持下去，会起到药物所不能达到的效果。

理论来源：隋唐时期的《黄帝内经太素》一书中写道，**“空腹食之为食物，患者食之为药物”，**反映出“药食同源”的思想。

随着经验的积累，药食才开始分化。在使用火后，人们开始食熟食，烹调加工技术才逐渐发展起来。在食与药开始分化的同时，食疗与药疗也逐渐区分。

《黄帝内经》对**食疗**有非常卓越的论述，如**“大毒治病，十去其六；常毒治病，十去其七；小毒治病，十去其八；无毒治病，十去其九；谷肉果菜，食养尽之，无使过之，伤其正也”，**这可称为最早的食疗原则。

由此可见，在中医药学的传统之中，论药与食的关系是既有同处，亦有异处。但从发展过程来看，远古时代是同源的，后经几千年的发展，药食分化，若再往今后看，也可能返璞归真，以食为药，以食代药。

“药食同源”食物举例

枸杞 特点：既是食物又是药物

关于枸杞

枸杞见载于《名医别录》：枸杞，生常山平泽及诸丘陵阪岸。

《本草衍义》：枸杞当用梗皮，地骨当用根皮，枸杞子当用其红实，是一物有三用。其皮寒，根大寒，子微寒，亦三等，今人多用其子，直为补肾药，是曾未考究《经》意，当更量其虚实、冷热用之。枸杞其叶厚、根粗；河西及甘州者，其子圆如樱桃，暴干紧小，少核，干亦红润甘美，味如葡萄，可作果食，异于他处者。大抵以河西者为上也。落叶灌木果实，叫枸杞子（gǒu qǐ zǐ）可入药。

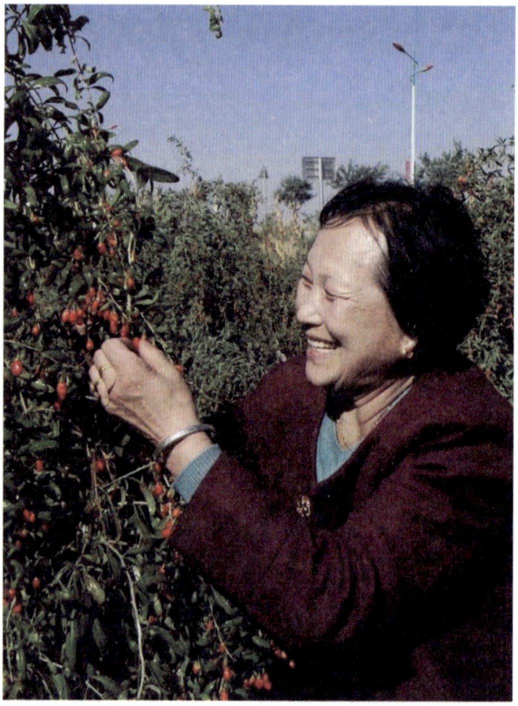

枸杞（Barbary Wolfberry Fruit）是名贵的药材和补品，很早就有“枸杞养生”的说法。《本草纲目》记载：“枸杞，补肾生精，养肝，明目安神，令人长寿。”枸杞的产区主要在西北，宁夏中宁的枸杞最为著名，素有“世界枸杞之王，中国枸杞之乡”的美誉。另外甘肃、青海等地的枸杞品质也很高。

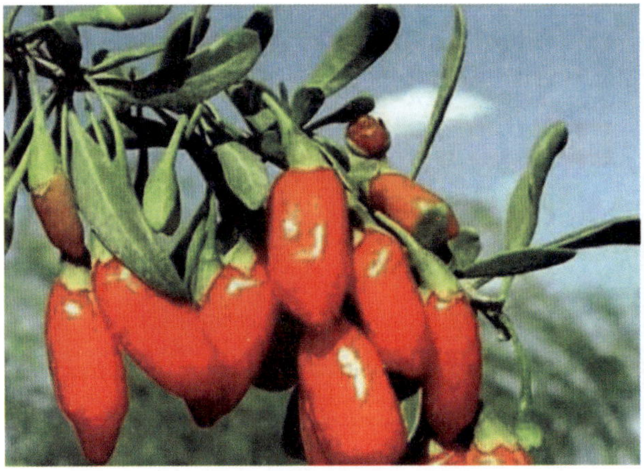
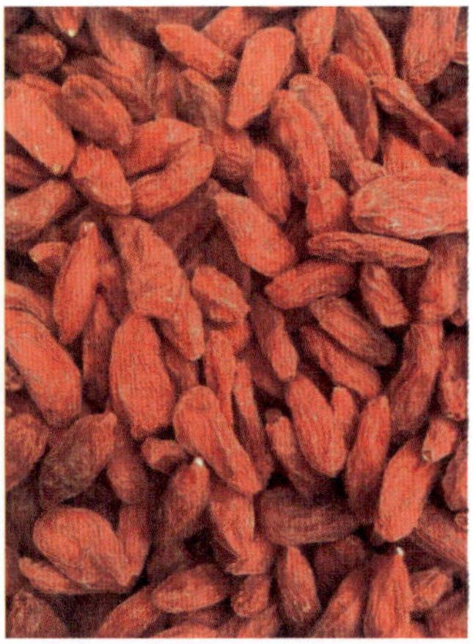

枸杞功效

枸杞全身都是宝，枸杞子富含枸杞蛋白多糖、维生素C、磷、铁等多种营养成分，能补虚生精，用来入药或泡茶、泡酒、炖汤，如能经常饮用，便可强身健体。枸杞的叶、花、根也是上等的美食补品。枸杞果皮中富含的有效成分之一——枸杞多糖对骨髓造血功能和各项细胞免疫指标有明显的增强作用，能明显提高机体血液、肝和肌组织的超氧化歧化酶的活性含量，有利于活性氧的清除，延缓衰老和抗疲劳；增加抗体形成细胞的数量，提高抗体效果。

黄耆红枣枸杞广谱养生汤

材料

黄耆15g、红枣12g、枸杞12g、西洋参2片、当归2片。

做法

所有材料洗净加水1000mL入锅合煮。火煮沸，小火再煮20min，滤渣当茶饮。

食物的寒热性

俗话说“药食同源”，食物同药材一样，也有温阳补阴的功效。所以，我们要分清食物的寒、热性，体寒者多吃热性食物，体热者多吃寒性食物，以保证身体的健康。那么要如何区分食物的寒热性呢?

（1）颜色偏绿，性偏寒；颜色偏红，性偏温。

（2）味苦、味酸的食品偏寒；味甜、味辛的食品性热。

（3）水生植物偏寒，陆上植物偏热。

（4）背阴食物偏寒，向阳植物偏热。

（5）冬、夏季食物性寒，春、秋季食物性热。

（注：以上辨别方式具有较强的倾向性非绝对，仅供参考。）

食物的五味

食物的五味，是指酸、苦、甘、辛、咸。中医认为，味道不同，作用也不同。

酸 中医讲“酸生肝”。酸味食物有增强消化功能和保护肝脏的作用，不仅可以帮助消化，杀灭胃肠道内的病菌，还能防感冒，降血压，软化血管。如乌梅、石榴、番茄、山楂、橙子等。

苦 中医认为“苦生心”，“苦味入心”，能泄，能燥，能坚阴。泄有通泄，降泄，清泄之意。如苦杏仁、苦瓜、百合等。

甘 中医认为，“甜入脾”，可以补养气血，补充热量，解除疲劳，调胃解毒。如红糖，米面食品等。

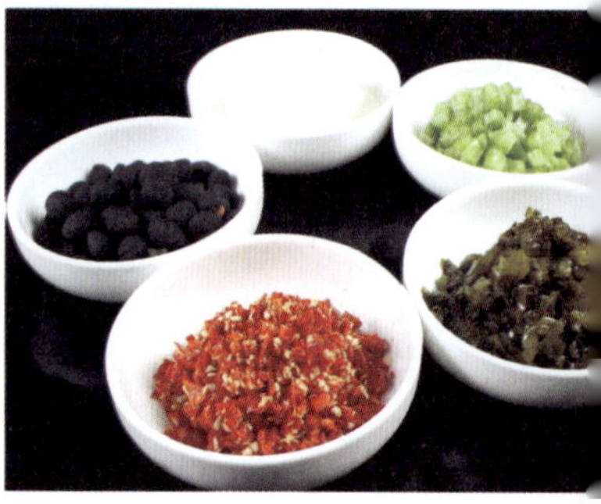

辛 中医认为“辛入肺”，有发汗，理气之功效。如姜、辣椒、胡椒等。

咸 中医认为“咸入肾”，能调节人体细胞和血液渗透，保持正常代谢。如盐、海带、紫菜等。

第2章
了解自己

第一节　个人体质检测

六大体质检测

一般人的体质可概分为六种，不同体质有不同的适宜食物与禁忌食物，并非千篇一律。了解自己的体质是哪一类之后，再依据各种食材的属性进行搭配调养，才能产生预期的食疗效果，改善个人体质、强化身体机能，使身体达到酸碱平衡的最佳状态，疾病自然无机可乘。

或许有些人会困惑，发生在自己身上的症状有些属于热性体质，如便秘、口干舌燥，有些却又属于寒性体质，如手脚冰冷、贫血怕冷，于是不知该如何归类自己的体质。其实判断体质很简单，应以最近两个月所发生的显著症状为依据，假设身体有30%的症状属于热性体质，70%的症状属于寒性体质，则可大胆判断目前的身体状况是偏寒性体质，应选择温性食物进行对症调养。

（注：以下判断依据欧阳英老师在台湾及东南亚地区40年临床经验总结而得，具有一定的参考价值。）

热性体质

特征

（1）身体易上火发炎、常便秘、颜面潮红、眼睛充血、口干舌燥。

（2）腺体亢进、身体机能代谢活动过度、容易兴奋紧张。

（3）女性生理周期常提早。

（4）喜欢冷饮，尿量少而色黄。

寒性体质

特性

（1）身体机能代谢活动衰退、抵抗力减弱。

（2）体温不足、手脚常冰冷、脸色苍白、贫血怕冷。

（3）精神萎靡、行动无力。

（4）女性生理周期常过迟，常腹泻下痢。

（5）喜喝热饮，尿量多而色淡。

实性体质

特征

（1）身体排毒功能较差，排便、排尿、排汗均有障碍，经常便秘、尿量不多。

（2）体力充沛而无汗、抗病力强，对病邪具有足够扑灭能力。

（3）内脏积热、郁积大量废物。

燥性体质

特征

（1）体内水分不足、口渴体燥。

（2）经常便秘。

（3）女性月经量少。

（4）空咳无痰。

湿性体质

特征

（1）体内水分过剩，身体浮肿。

（2）血压高。

（3）常腹泻、经常下痢腹泻。

（4）多痰。

虚性体质

特征

（1）排便、排尿、排汗均正常，但脸色苍白、行动无力。

（2）体虚盗汗、手心常湿、晚上常流冷汗。

（3）元气不足，对病毒的抵抗力减弱、免疫力差。

（4）临床上，体弱多病者多属虚证。

六大体质营养对策与禁忌

体质类别	症　状	适应食物	禁忌食物
热性体质	（1）身体易上火发炎、常便秘、颜面潮红、眼睛充血、口干舌燥 （2）腺体亢进、身体机能代谢活动过度、容易兴奋紧张 （3）女性生理周期常提早 （4）喜喝冷饮、尿量少而色黄	**凉性食物：** （宜多摄取，但勿过量） 火龙果、梨、苹果、阳桃、山竹、葡萄柚、草莓、枇杷、番茄、西瓜、香蕉、奇异果、哈密瓜、柚子、橘子、桑葚、小麦、大麦、荞麦、薏仁、菠菜、芹菜、蘑菇、葵花籽、腰果、黄花菜、黄瓜、冬瓜、芜菁、牛蒡、凉薯、莴苣、菱角、大白菜、花椰菜、金针菜、龙须菜、豆瓣菜、水芹菜、青江菜、红凤菜、珍珠笋、大头菜、药菊、发菜、丝瓜、车前草、薄荷	**热、温性食物：** （少量无妨，不吃最好） 榴梿、黑枣、辣椒、蒜、胡椒、干姜、荔枝、桃子、龙眼、红毛丹、金橘、李子、水蜜桃、板栗、释迦、椰子肉、乌梅、樱桃、红枣、糯米、高粱、黑糯米、核桃、熟芝麻、花生、杏仁、韭菜、南瓜、槟榔、白凤豆、刀豆、葱、九层塔、酒、酒酿、桂花、肉桂、麦芽糖、八角、芥末、黑糖、醋、当归、蜂蜜、陈皮、山楂、龙眼肉、紫苏、艾叶
寒性体质	（1）身体机能代谢活动衰退、抵抗力减弱 （2）体温不足、手脚常冰冷、脸色苍白、贫血怕冷 （3）精神萎靡、行动无力 （4）女性生理周期过迟、常腹泻、下痢 （5）喜喝冷饮、尿量多而色淡	**温性食物：** （宜多摄取，但勿过量） 榴梿、黑枣、荔枝、桃子、龙眼、红毛丹、水蜜桃、板栗、释迦、椰子肉、金橘、乌梅、樱桃、红枣、李子（微温）、糯米、高粱、黑糯米、核桃、栗子、熟芝麻、葵瓜子、腰果、花生、杏仁、韭菜、生姜、香菜、洋葱、南瓜、槟榔、白凤豆、皇帝豆、芥菜、刀豆、葱、芹菜、九层塔、酒酿、桂花、肉桂、麦芽糖、八角、芥末、黑糖、醋、当归、蜂蜜、橙皮、山楂、龙眼肉、	**凉、寒性食物：** （少量无妨，不吃最好） 番茄、火龙果、水梨、苹果、阳桃、山竹、葡萄柚、草莓、枇杷、西瓜、香蕉、奇异果、甜瓜、柚子、橘子、椰子水、桑葚、绿豆、韭菜、海带、紫菜、莲藕、茭白笋、竹笋、绿豆芽、苦瓜、西洋芹、芦笋、苋菜、菜瓜、茄子、白萝卜、秋葵、芦荟、马齿苋

续表

体质类别	症状	适应食物	禁忌食物
实性体质	（1）体排毒功能较差，排便、排尿、排汗均有障碍，经常便秘、尿量不多 （2）体力充沛而无汗、抗病力强，对病邪仍具有足够扑灭能力 （3）内脏积热、郁积大量废物 （4）临床上，身体强壮初期的病症，多属实证	泻性食物： （宜多摄取，但勿过量） 芹菜、芦荟、传统豆腐、芦笋、西瓜、茶叶、蜜柑、番泻叶、香蕉、凤梨、昆布、菊花、红豆、车前草、柚子、梨、冬瓜、丝瓜、芒果、紫苏、杏仁	补性食物： （少量无妨，不吃最好）栗子、红枣、高丽参、山药、樱桃、胡麻、糙米、小麦、莲藕
虚性体质	（1）排便、排尿、排汗均正常，但脸色苍白、行动无力 （2）体虚盗汗、手心常湿、晚上常流冷汗 （3）元气不足、对病毒的抵抗力减弱、免疫力差 （4）临床上，体弱多病者多属虚症	补性食物： 宜多摄取，但勿过量 高丽参、红枣、栗子、山药。樱桃、胡麻、糙米、小麦、莲藕、生姜、梅子、香菇、桃子、苹果、花生、龙眼、木瓜、胡桃、葡萄、牛乳、蜂蜜、紫苏、石榴、黄耆	泻性食物： （少量无妨，不吃最好）橘子、葱、韭菜、芹菜、芦荟、传统豆腐、芦笋、西瓜、茶叶、蜜柑、地瓜叶、香蕉、凤梨
燥性体质	（1）体内水分不足、口渴体燥。 （2）经常便秘 （3）女性月经量少 （4）空咳无痰	润性食物： 宜多摄取，但勿过量 蜂蜜、甘蔗、柳丁茶、苹果、梅子、牛乳、桃、柚子	燥性食物： （少量无妨，不吃最好）红豆、冬瓜、薏仁、番茄、韭菜、石榴、葡萄、橘子、紫苏
湿性体质	（1）体内水分过剩、身体浮肿。 （2）血压高 （3）常腹泻、经常下痢腹泻 （4）多痰	燥性食物： 宜多摄取，但勿过量 红豆、冬瓜、薏仁、番茄、韭菜、石榴、葡萄、橘子、紫苏	润性食物： （少量无妨，不吃最好）蜂蜜、甘蔗、柳丁茶、苹果、梅子、牛乳、桃、柚子

第二节　了解自疗的要诀

五个自疗要诀

以下五个自疗要诀，可以激发身体潜能，重生与生俱有的自愈力，进而脱离病痛，寻回健康。

1. 确保身体里外皆干净

不仅要拒绝污染的食物、水、空气进入体内，更要加速新陈代谢，**利尿、通便、排汗**一定要顺畅，让体内废物毒素完全排除。

2. 要尽快将酸性体质改为微弱碱性

酸性体质容易生病，自愈力不易上升，饮食最好改为偏向素食、素多荤少或是全素，并且要少油、少盐、少糖，让病态的酸性体质，转变为健康的弱碱性体质。

3. 营养必须均衡完整

要设计五大营养素（维生素、矿物质、脂肪、淀粉、蛋白质）完全具备的三餐饮食，确保营养均衡。

4. 睡眠必须良好

睡眠不良，诸如多梦、浅眠、失眠等是最伤身的，所以一定要用最自然的方法，让睡眠质量更好。若能自然睡自然醒，每天都可以熟睡，病痛就能痊愈好得更快。

5. 血液含氧量一定要提升

若以生命的“四要素”（阳光、空气、水与食物）作比较，就知道空气最为重要，阳光、水与食物暂时离开几天，都不会有生命的危险，但任何人却无法失去空气超过5min，其中又以氧气最为关键。冬要晚起，至日出阳升后，且不宜晨运；夏要早起等等，故早睡早起。

自己是最好的医生

食物是最好的医药，自己就是最好的医生

“吃药”是在急症救急时服用，或是要扭转症状时的良策，但有时是属于治标而不能治本的方法。所以，要尽量努力提升身体的自愈力。

中药和西药各有其优缺点，能对症治疗就是好药。平常不生病时，食物是最好的医药，自己是最好的医生。生病时一定要先找医生诊治，病愈后，要养成好的饮食习惯，也要多运动，加强身体免疫力，才能长保健康。

保护好你的肝肾

食用过多药物会使身体细胞受损，所以要积极排毒，才能尽快提升自愈力，修复受损细胞，恢复健康的身体，告别吃药的日子。肝和肾是两个重要的排泄代谢物器官。

肝脏 肝脏主要负责人体食物营养素吸收、运送、储存；废物、毒素过滤、代谢。如果肝功能出现异常，我们吃进去的食物与药物，就无法有效吸收代谢，因而会造成毒素累积，危害健康，所以平日就应注重肝脏的保健饮食。

保肝护肾的饮食调养

药害	生活原则指导	食谱调养
肝弱	（1）不可熬夜 （2）利尿排毒 （3）通便排毒 （4）晨间锻炼身体	薏仁绿豆地瓜汤、精力汤、双瓜汤、什锦菜羹饭、马铃薯原汁、保肝利尿汤、五行蔬菜汤、五汁饮、净血蔬果汁、护肝酸奶
肾弱		地瓜燕麦粥、全麦养生干面、滋补莲藕粥、利尿冬瓜汤、莲藕汤、苜蓿芽水果拼盘
浮肿		鱼腥草玉米须茶、淡竹叶葫瓜玉米须汤、红豆茅根饮、西瓜原汁、莲藕玉米须汤、薏仁绿豆汤

自认为吃得很营养

饮食越营养，不代表您就越健康。

有时，营养过剩所带来的并发症比营养不良更严重。

营养是指饮食均衡，但现代人的丰富饮食所带来的后果，不是“营养不良”，而是“营养过剩”。需要省思的是，营养过剩所带来的并发症比营养不良来得更严重。

忙碌的现代人生活过得富裕，饮食也过于丰盛，但因为却忘了基本的均衡饮食营养，从而导致患文明病及慢性病也比以往高出很多倍。

不能等到生病了才来思考生病的原因，因此要有好的饮食原则，才是预防疾病的上上策，要知道，饮食“营养”，不代表您的健康。

很多人以为不吃肉类，身体就缺乏了抵抗疾病或病菌的能力，其实吃过多的肉类反而给身体带来更多负担。医学已证明，长期不良的生活及饮食习惯是造就了慢性疾病及癌症的因素之一。

吃得营养，就要吃全餐。所谓全餐指的就是五谷类、蔬果类、菇藻类、根茎类、芽菜类。若饮食中包含这五样营养就很全面和均衡，才是吃得又营养又健康。

生活习惯太重要

健康有一半以上取决于生活习惯

世界卫生组织（WHO）研究发现，人类健康有60%取决于日常的生活习惯。在发展中国家，因生活习惯病导致死亡的人数已达死亡总人数的70%~80%，一般人却毫无所觉。其实，我们每天有高达90%的行为都是出自生活习惯的支配。因此，我们每天的生活习惯，绝大多数都影响健康，只有从改变不当的习惯着手，才能重获健康。

正确饮食和良好作息同等重要

“生活习惯病”取代“成人病”或“文明病”之名，已有十多年，这个名称虽然来自掌管日本医疗和社会保险等重大事务的厚生省，但如今已普遍被引用，中国健康专家也呼吁改善国民健康，需从建立良好作息做起。

生活习惯病包括癌症、心脏病、高血压、糖尿病、肝病、脑血管疾病、骨质疏松、肥胖、牙周病等，这些疾病和吸烟喝酒、睡眠不良、运动不足息息相关，而饮食不当更是一个重大的病因。以癌症来说，男性有1/3、女性有1/2 的癌症患者，是因饮食不当所造成。所以，正确饮食和良好作息是同等重要的。

不良作息是健康杀手

现代人在生活富裕之后，放纵口腹之欲，在美食餐厅的另类经营风潮下，纷纷风靡于“吃到饱”的饮食方式，过去“七分饱”的长寿学说，早被抛诸脑后，现代“少吃活得长”的研究，也只作为参考而已……再加上早餐不吃或随便吃，午餐任意外食，晚餐大鱼大肉，睡前还要来一顿宵夜……甚至过了午夜还不睡觉，许多人还流连于夜店，即使是在家，也沉浸于各种娱乐中。这样的饮食方式与生活作息，会对身体健康造成很大的影响。

这些习惯不太好

不良习惯	对身体的伤害
饭后马上躺卧睡觉	引起胃酸逆流
饭后立即洗澡	引起消化不良
常常吃香喝辣（油腻食物和麻辣食物）	掉头发、肠胃不适
吃软怕硬（喜欢软烂食物）	咀嚼能力变差、消化酵素分泌过少
用塑料袋盛装热食	塑料袋释放出化学毒素污染食物

第3章 了解食物

第一节　食物分类

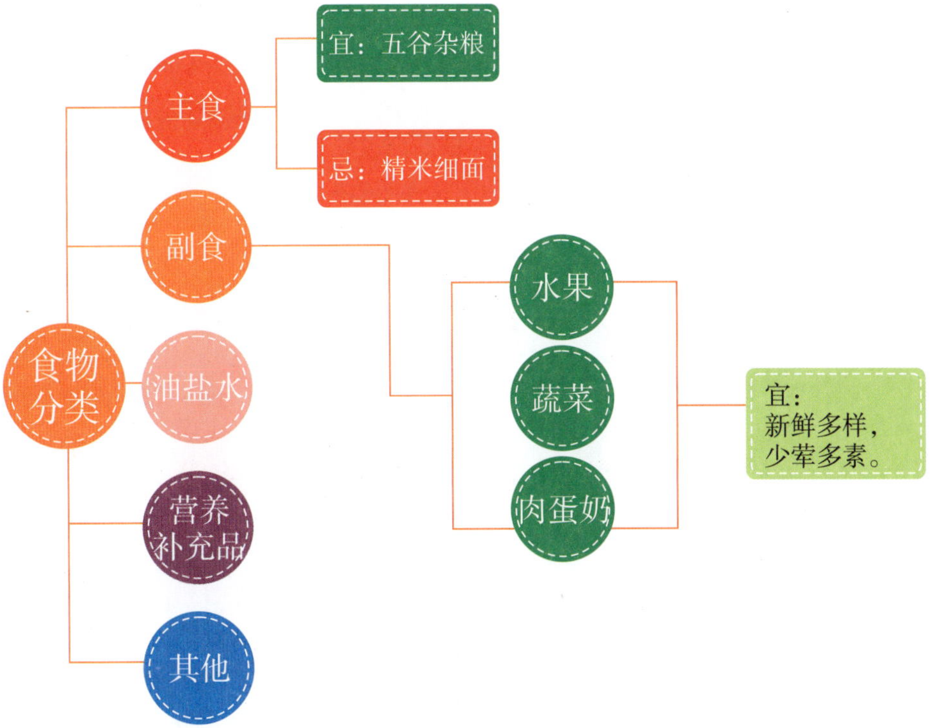

第二节　食物的特性

碱性食物	●蔬菜（几乎所有蔬菜，尤其是绿叶蔬菜都属于碱性食物）	
	●水果类	●海藻类
	●坚果类	●发过芽的谷类、豆类
酸性食物	●淀粉类	●甜食
	●动物性食物	●精制加工食品
	●油炸食物或奶油类	●豆类

食物属性表——水果

热性水果（适合寒性体质）	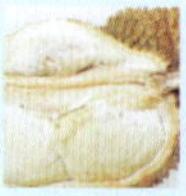 □榴梿	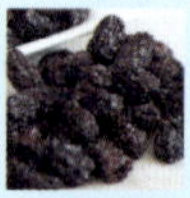 □黑枣			
温性水果（适合寒性体质）	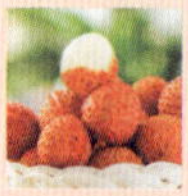 □荔枝	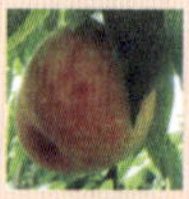 □桃子	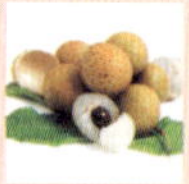 □龙眼	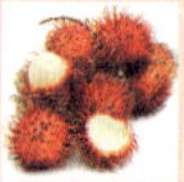 □红毛丹	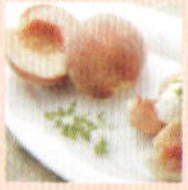 □水蜜桃
	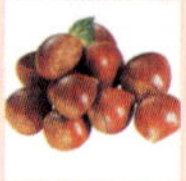 □板栗	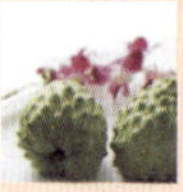 □番荔枝	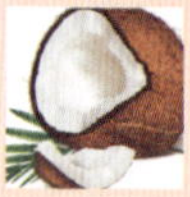 □椰子肉	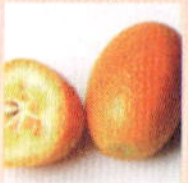 □金橘	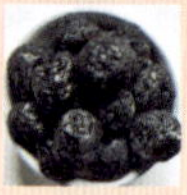 □乌梅
	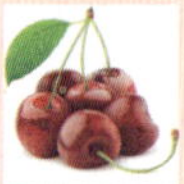 □樱桃	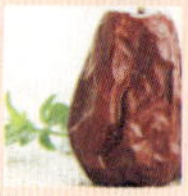 □红枣	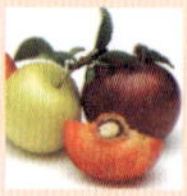 □李子	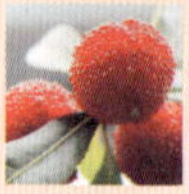 □杨梅	

续表

温性水果（适合寒性体质）	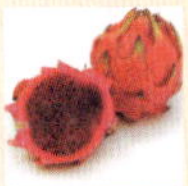 □火龙果	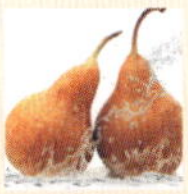 □梨	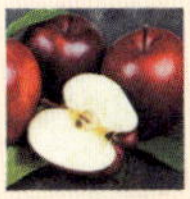 □苹果	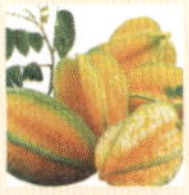 □阳桃	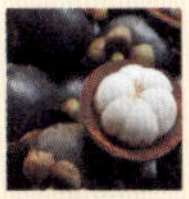 □山竹
	 □葡萄柚	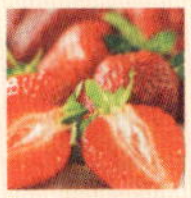 □草莓	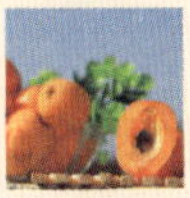 □枇杷		
平性水果（适合各种体质）	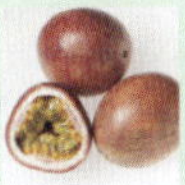 □百香果	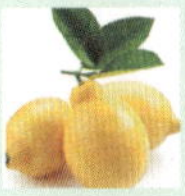 □柠檬	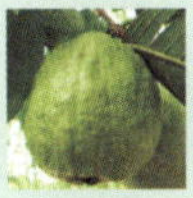 □番石榴	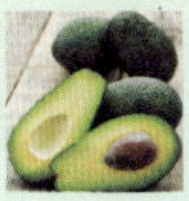 □牛油果	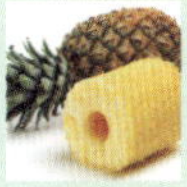 □菠萝
	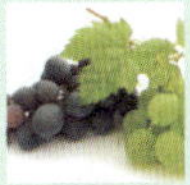 □葡萄	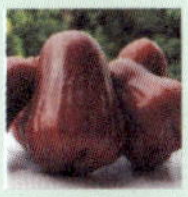 □莲雾	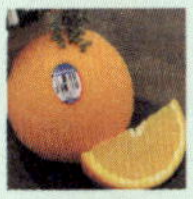 □橙	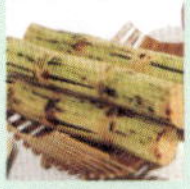 □甘蔗	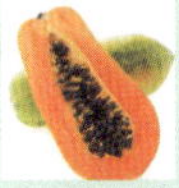 □木瓜
	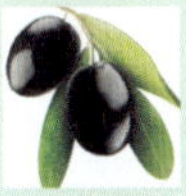 □橄榄	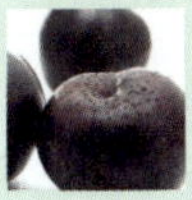 □梅子	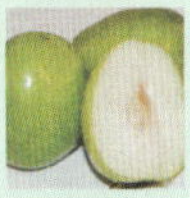 □印度枣	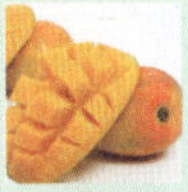 □芒果	
寒性水果（适合热性体质）	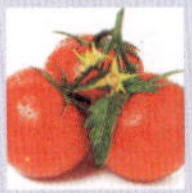 □西红柿	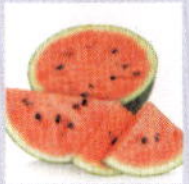 □西瓜	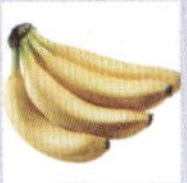 □香蕉	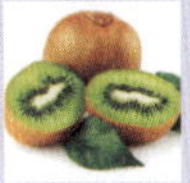 □猕猴桃	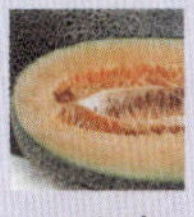 □哈密瓜
	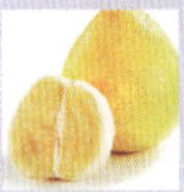 □柚子	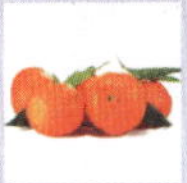 □橘子	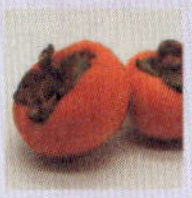 □柿子	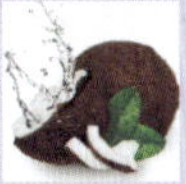 □椰子水	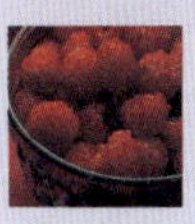 □桑葚

糖尿病与癌症不宜吃的水果：

榴莲、荔枝、龙眼、红毛丹、水蜜桃、板栗、番荔枝、樱桃、菠萝、葡萄、甘蔗、芒果、草莓、西瓜、香蕉、哈密瓜、柿子等。

食物属性表——蔬菜

热性蔬菜（适合寒性体质）	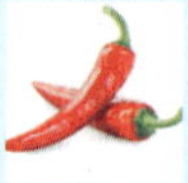 □辣椒
温性蔬菜（适合各种体质）	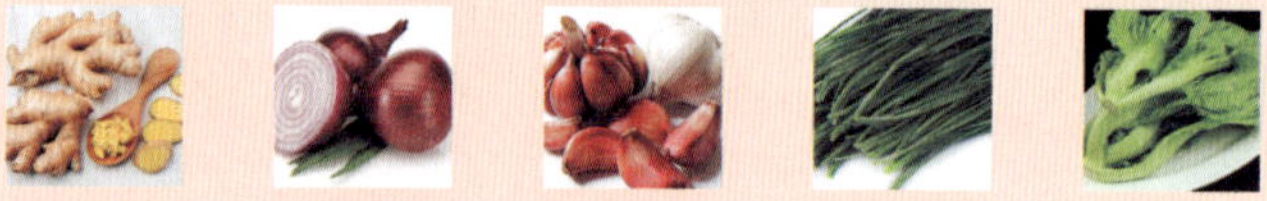 □姜 □洋葱 □大蒜 □韭菜 □芥菜 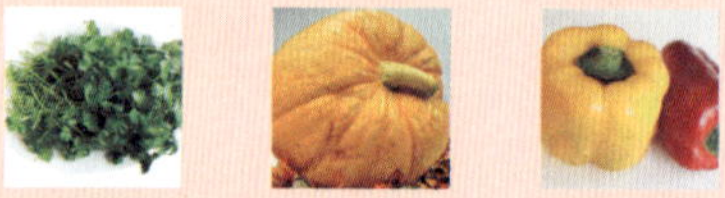 □芫荽 □南瓜 □甜椒
平性蔬菜（适合各种体质）	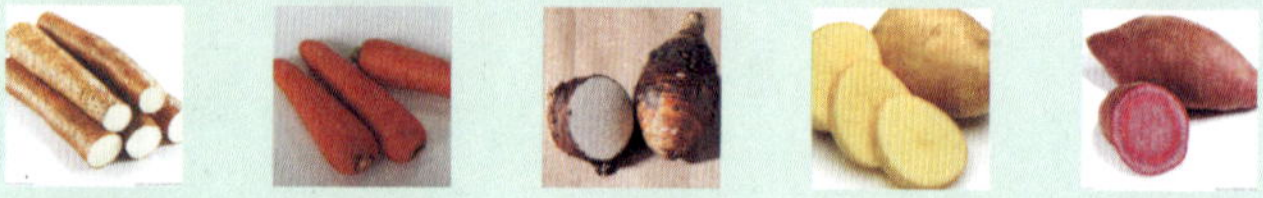 □山药 □胡萝卜 □芋头 □土豆 □地瓜 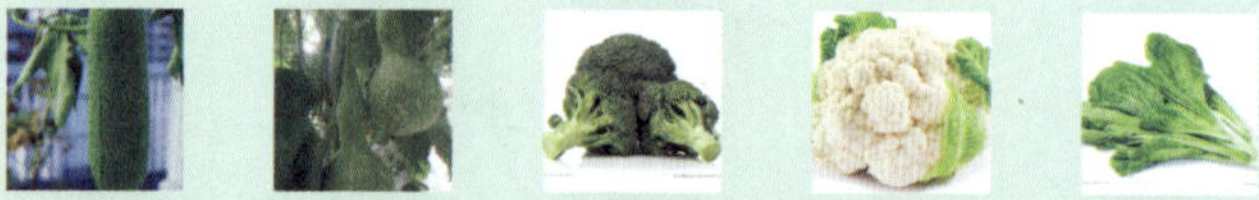 □丝瓜 □葫芦瓜 □西兰花 □白花菜 □小白菜 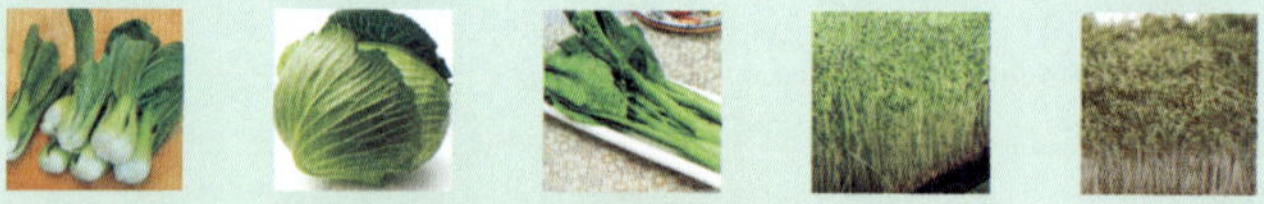 □小油菜 □卷心菜 □芥蓝菜 □苜蓿芽 □豌豆苗 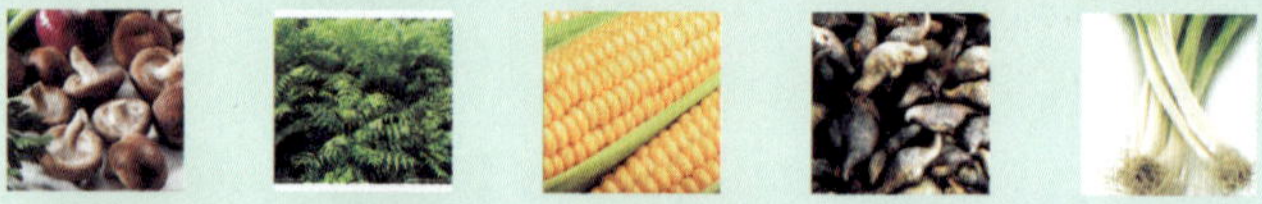 □香菇 □香椿 □玉米 □菱角 □葱白 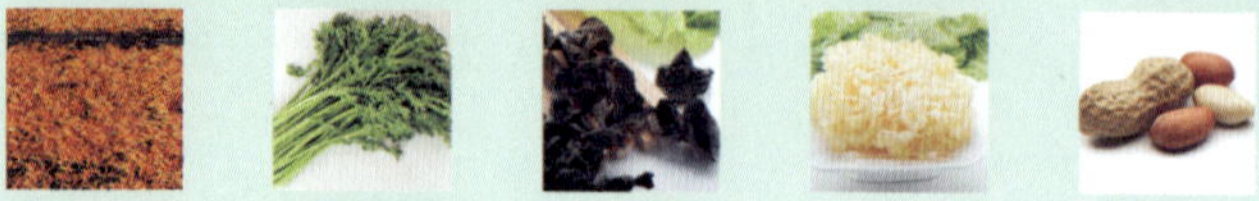 □金针花 □茼蒿 □黑木耳 □银耳 □花生

续表

凉性蔬菜 （适合热性体质）	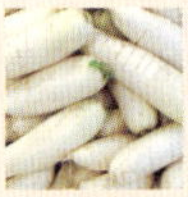 □白萝卜 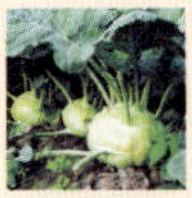 □大头菜 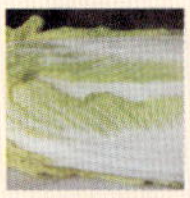 □大白菜 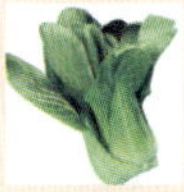 □油菜 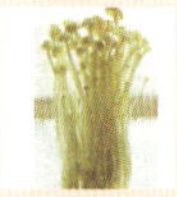 □金针菇 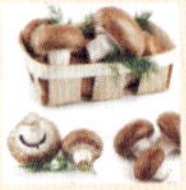 □蘑菇 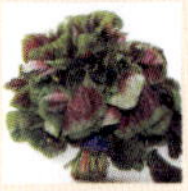 □苋菜 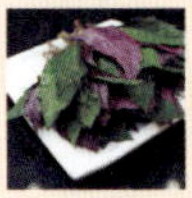 □红凤菜 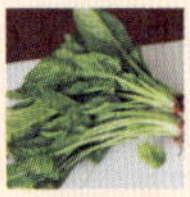 □菠菜 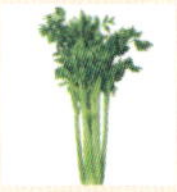 □芹菜 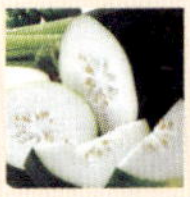 □冬瓜 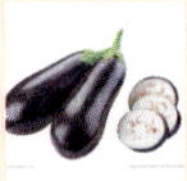 □茄子 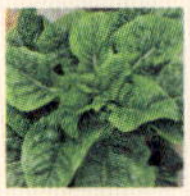 □莴苣 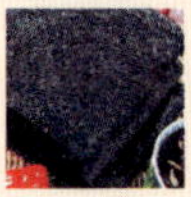 □发菜
寒性蔬菜 （适合热性体质）	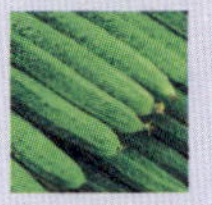 □大黄瓜 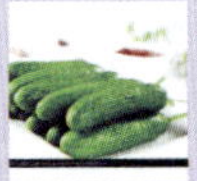 □小黄瓜 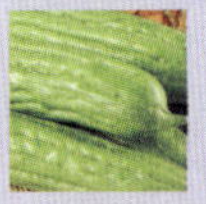 □凉瓜 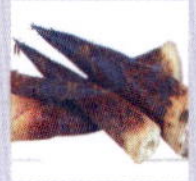 □竹笋 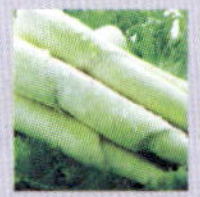 □茭白笋 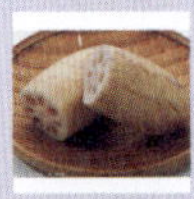 □莲藕 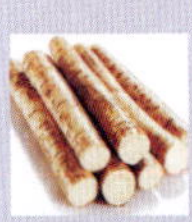 □牛蒡 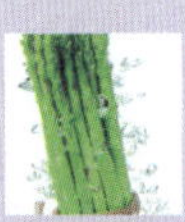 □芦笋 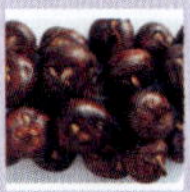 □马蹄肉 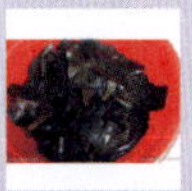 □海带 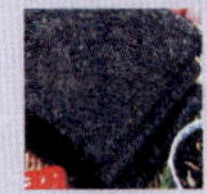 □紫菜 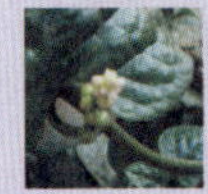 □皇宫菜 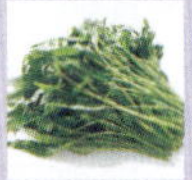 □翁菜 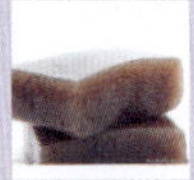 □魔芋 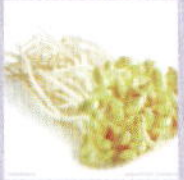 □黄豆芽 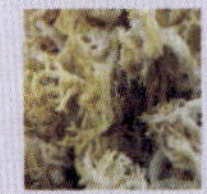 □珊瑚草

小贴士 买菜8要诀?

较少喷洒农药的蔬果

九层塔、洋葱、茴香、龙须菜、地瓜叶、山茼蒿、莴苣、秋葵、马齿苋、藤三七、红凤菜、白凤菜、过猫、罗勒、香椿、山苏、山芥菜、西洋菜、紫苏、新鲜金针花、佛手瓜苗、木瓜、番石榴、红甘蔗、桑葚、石榴、西瓜、香蕉、凤梨等，因较少病虫害，故无须喷洒或较少喷洒农药。

气味强烈的蔬菜，可以放心吃

有特殊气味的蔬菜，通常虫虫也不爱，例如芹菜、韭菜、莴苣、洋葱、大蒜。

土生土长的野菜

少吃反季蔬果

昂贵蔬菜少买

太漂亮的菜当心

使用套袋的水果比较安全

去皮食用的水果比较安全

第三节 关于油、盐、杂粮、蔬果

关于油、盐

关于用油

不同结构的油脂对人体的健康有着不同的影响。脂肪是由“甘油”及“脂肪酸”所构成的，因结构的不同，脂肪酸分为“饱和脂肪酸”及“不饱和脂肪酸”，而“不饱和脂肪酸”因双碳键数量的不同，分为“单元不饱和脂肪酸”及“多元不饱和脂肪酸”。

不同的烹调方法，使用不同的油品：

（1）煎炒：“橄榄油”“葡萄籽油”“菜籽油”的发烟点较高，油质稳定，比较适合一般热炒或煎炒。

（2）生拌或熟食拌油：首选“亚麻仔油”，其次选择“芝麻油”等。

（3）“棕榈油”“椰子油”：油品的“饱和脂肪酸”含量高，发烟点高，于高温烹调下较不易起油烟、变质，但是在油炸食物时，还是将油热至七分热即可，以免油脂氧化劣变。

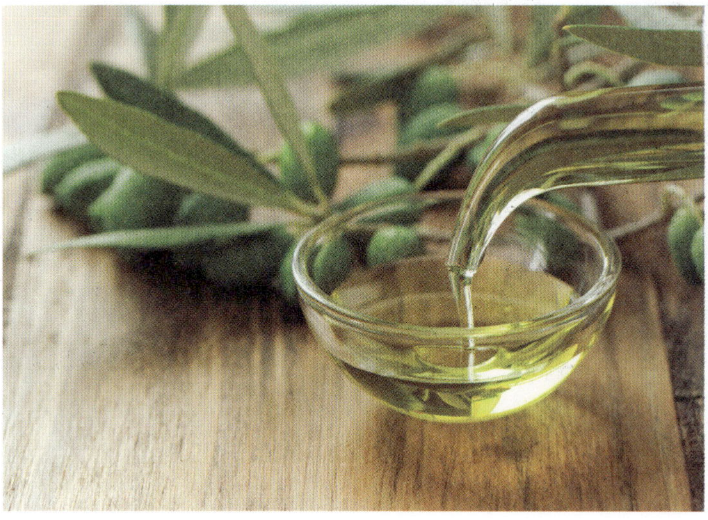

油中珍品——亚麻油——血液清道夫

亚麻籽在人类历史上已存在5000多年，它属于种子类，其根系可扎到地下120cm以上。亚麻籽既是食品又是药品，是“药食同源”的原料药，在《本草纲目》中早有记载。每100g含α-亚麻酸不低于56g。α-亚麻酸摄入严重不足是导致癌症、三高、免疫力低下等多种现代疾病的重要原因之一。增加摄入α-亚麻酸可显著改善这种状态。α-亚麻酸通过人体转化成DHA（脑黄金）和EPA（血管清道夫），对人体健康意义重大。

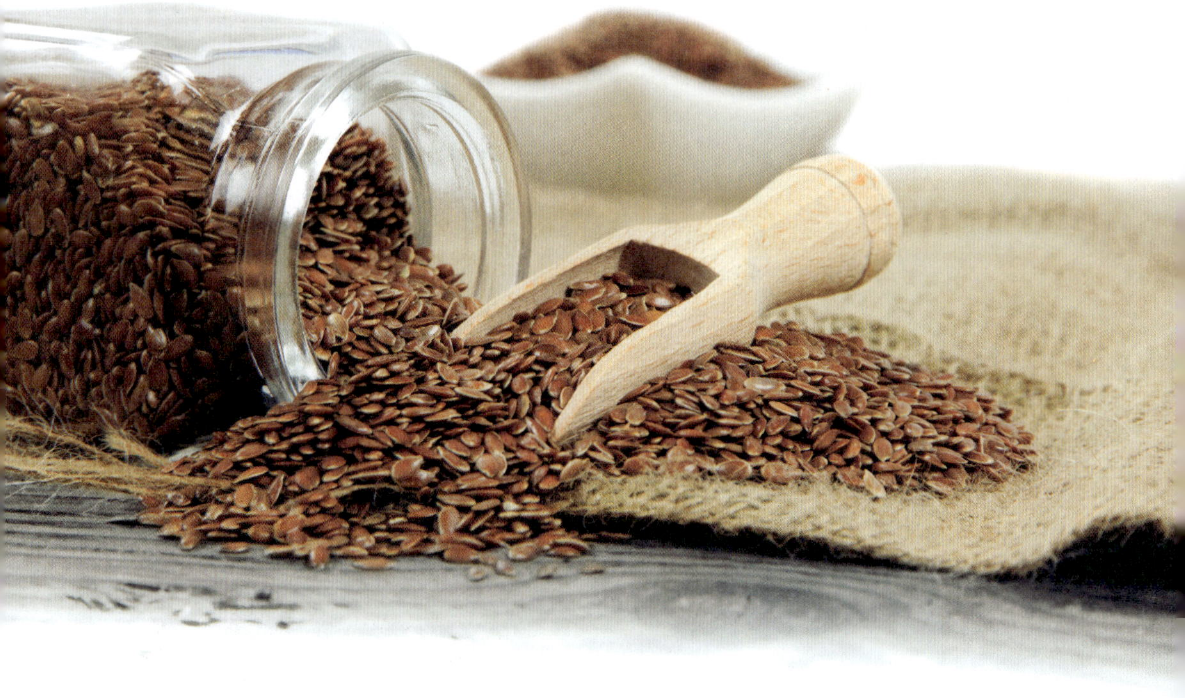

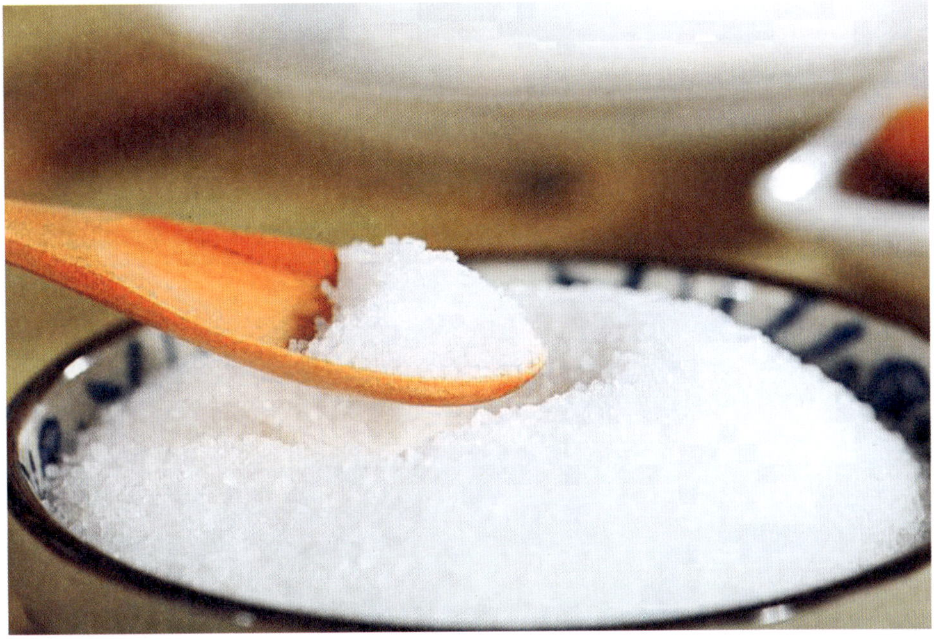

关于用盐

“盐”是日常生活必需的调味品，也是维持身体健康的重要微量元素。如果不吃盐，会引起食欲不振、四肢无力、晕眩，严重时还会出现厌食、恶心、呕吐等反应。

“盐”很便宜，吃下太多盐，对代谢极为不利，容易引起水肿等，甚至引发更严重的心血管等疾病。所以倡导“低盐”饮食。

减盐技巧

1. 利用“天然食材的风味”，代替“盐”的使用

（1）烹调时使用苹果、凤梨、番茄等天然水果来增加料理的酸味。

（2）使用味道强烈的天然食材，如香菜、海带、洋葱或是香草等，带出食物的原味。

（3）可用人参、当归、枸杞等中药材及胡椒、八角等香辛料来取代盐的添加。

2. 利用“天然佐料”增添料理的风味

多使用酒、蒜、姜、胡椒、八角、花椒及香草片等天然佐料，变换食物风味。

3. 利用“烹调技巧”降低盐的用量

选择可保持食物天然鲜味的烹调方式，如多用蒸、炖、烤等，以减少盐、味精或其他鲜味调味品的用量。

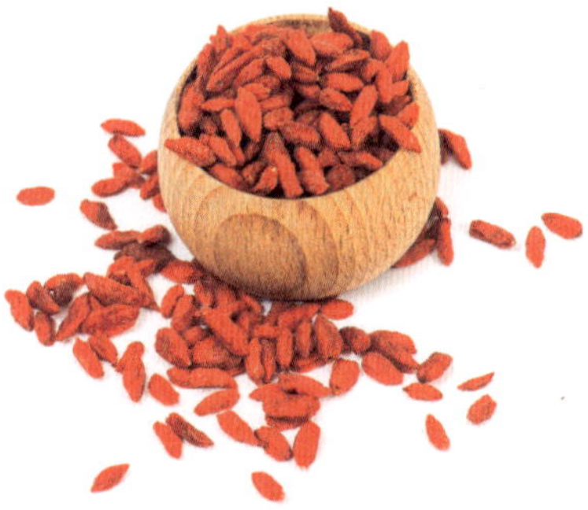
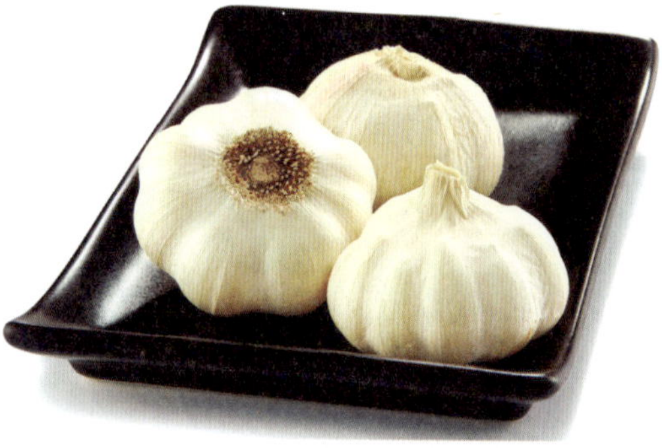
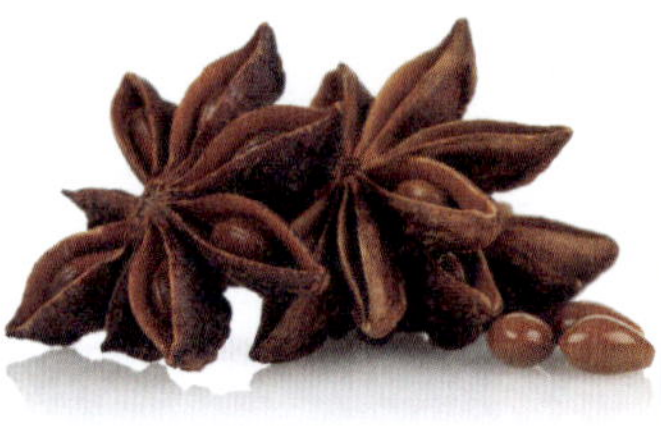
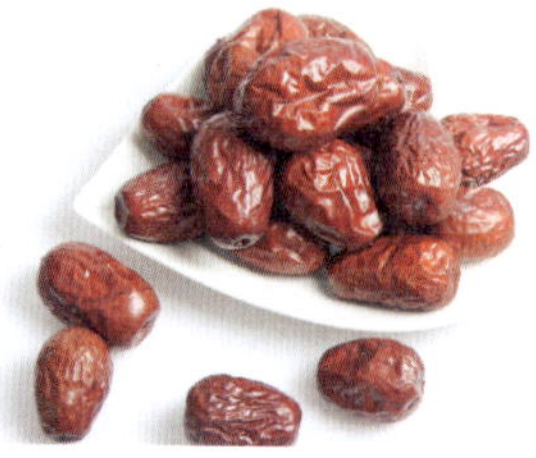
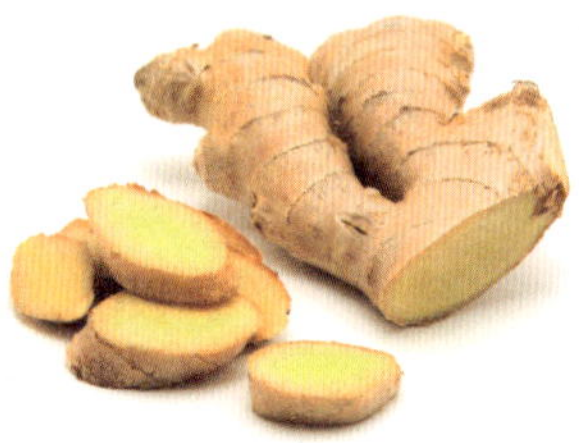

关于五谷杂粮、蔬菜、芽菜、菌菇

五谷类

五谷杂粮包括豆类、核果、薏仁食物，例如糙米、小麦、燕麦、大麦、荞麦、稞麦、小米、高粱、糙薏仁、洋薏仁、糯米、黄豆、红豆、黑豆、扁豆、毛豆、花生、核桃、腰果、芝麻、松子等等，五谷杂粮含有非常丰富的矿物质，人类的能量来源也来自五谷杂粮。五谷杂粮也含有丰富的碳水化合物，维生素及纤维素，是为身体提供热量的很重要角色，同时也帮助维持体内的体温。

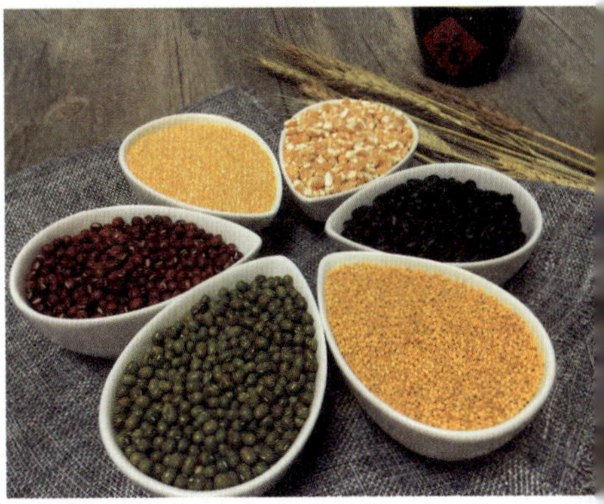

五谷杂粮一般都由四个部分构成。即如下：

（1）谷皮，含有丰富矿物质；

（2）胚芽，含有丰富的维生素B 群、维生素E、蛋白质；

（3）糊粉层；

（4）内胚芽。

根茎类

根茎类蔬菜是指生长期较长和营养器官（叶茎）所形成的根茎类蔬菜，根茎类包括胡萝卜、马铃薯、竹笋、大蒜、山药、姜、洋葱、芋头、地瓜等，这类蔬菜都含丰富的维生素C、钙质、钾及膳食纤维。

根茎类食物是提供人体所需粗纤维的食物，每个根茎类食物都含有不同的功效。根茎类食物对于消化不良的人更为有效，可以帮助排便顺畅，预防便秘 问题。

蔬果类

蔬果类即是蔬菜及水果，它们提供人类最需要的酵素、纤维及维生素。蔬果类包括笋、椰菜、西芹、卷心菜、白菜、青椒、露荀、芥菜、豆角、芥蓝、青瓜、茄子、大蒜、节瓜、菠菜、苋菜、冬瓜、番茄、生菜、椰菜花等等。

蔬果提供人类重要的营养之一，富含人体最重要的胡萝卜素、维生素A、B、C、E及多种矿物质，有助促进人体的新陈代谢，保护我们的细胞组织及增强抵抗力。

因此，我建议每人每天至少要吃两至三种水果、五六种蔬菜，以不同颜色配搭为佳。

菇藻类

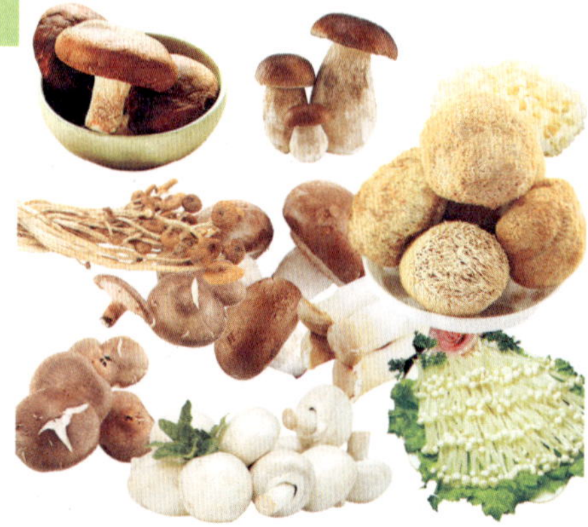

菇藻类包括香菇、金针菇、紫菜、黑木耳、蘑菇、海带、香菇、白木耳等，菇藻类有丰富的抗癌成分，含有极少量的脂肪、多种维生素、高量纤维质，特别是针对癌症病人，菇藻类更是不能取舍的食品。

基于菇藻类含有恢复身体的细胞能力，因此在中药中扮演着一个重要的角色。此外，菇类的口感极好，而且非常耐煮，菇类的营养成分即使是在180℃也不会被分解的。基于菇类的营养在烹煮过程其营养会完全被释出，且较易被人体吸收，因此吃煮过菇类比生食更好。

人们常说一句，常吃菇藻类，生命即能长长久久，这是因为菇藻类含有很多营养活性成分，而这些成分是有助抗癌、降血脂、降血压、抗血栓及调节免疫功能。

芽菜类（零农药　零添加　高营养）

芽菜含有粗蛋白和氨基酸，也含有维生素及钙、钾、铁等矿物质。此外，芽菜类的维生素C含量也很多，加上含少量的脂肪、淀粉、糖分，因此在预防便秘、贫血、减肥方面，具有一定的功效。

芽菜类包括绿豆苗、豌豆苗、黄豆芽、苜蓿芽、小麦草等等，生机饮食者对芽菜类食物绝不陌生，因为生机饮食中，芽菜类扮演着非常强大的排毒功效，特别是小麦草，对癌症病人有很显著的抗癌效果。平常多摄取芽类菜，即能防御癌症的侵袭，让病菌远离您。

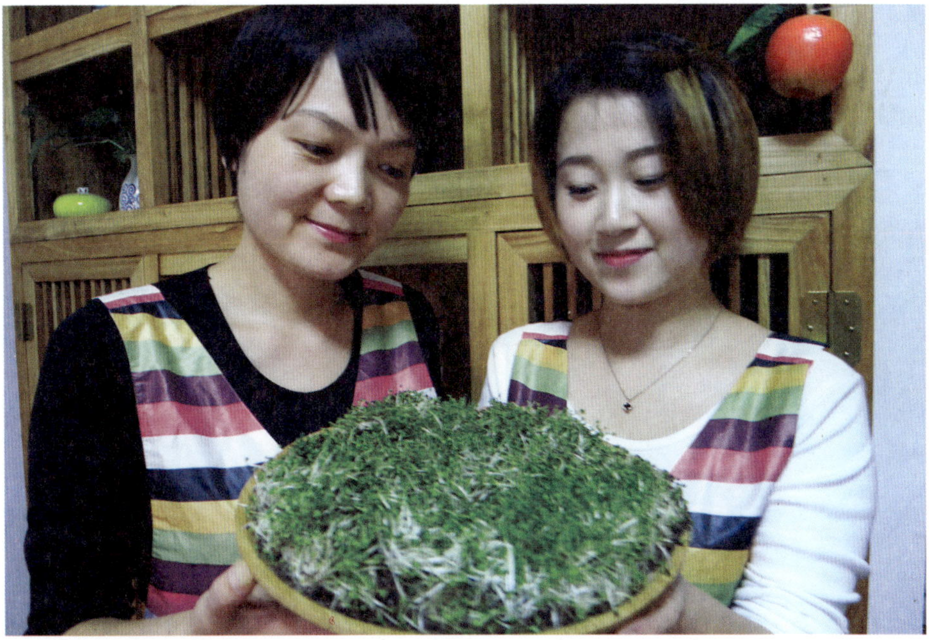

第四节　关于营养补充品（功能性食品）

什么是营养补充品?

营养补充品又称功能性食品，就是普通食物里面提供不了或者提供不够量的一些营养或者对身体特别需要的营养物质。一般都是经过高科技手段和工艺提炼和萃取，最大程度保留食物的原有特性，并且同时加以升华。营养补充品具有功效强，使用方便，易吸收，见效快等特点。

常见营养补充品有：

（1）麦草制品：麦绿素片、麦绿素粉。

（2）酵素制品：酵素原液。

（3）菇类、藻类：蓝藻、汞芝产品、牛樟芝制品等。

（4）蜂类制品：蜂胶、蜂王浆。

（5）其他制品：糖蜜、小麦胚芽、大豆卵磷脂、啤酒酵母等。

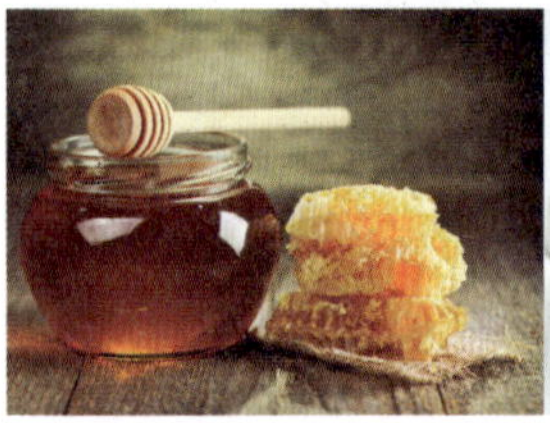
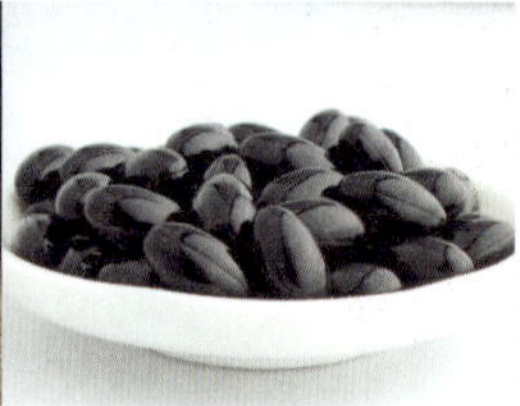
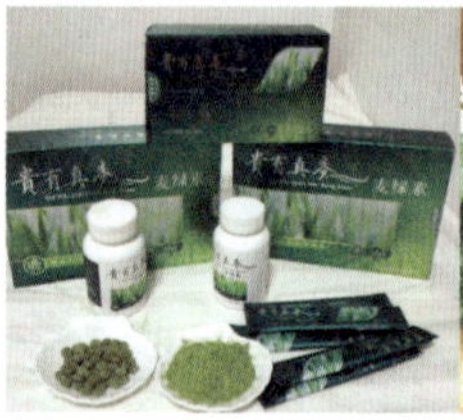
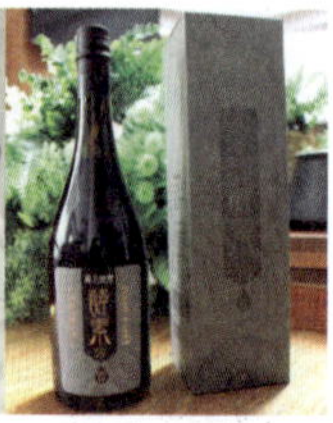

小贴士

- 糖蜜+黑芝麻粉+酸奶=强效补钙

第4章 如何成功食疗，提升自愈力

第一节　食疗成功的要诀

对应体质

人的体质一般可分6类：热、寒、虚、实、燥、湿。假设能够针对体质提供对症验方，就可以很快看到食疗效果。举例说明：

（1）体质偏热，如出现口干舌燥、便秘、机能亢进，就不能吃榴梿、黑枣、黄耆红枣枸杞汤等热性食物。应该多吃良性食物，如海带、薏仁绿豆汤、鱼腥草薄荷茶等，以避免身体内火旺盛，使病情加剧，发炎更甚。

（2）咳嗽也有热咳与冷咳之分。热咳者，要喝白萝卜蜂蜜水；冷咳者，要喝黑豆姜汤。

（3）感冒也会因热症出现扁桃腺发炎，此刻就要吃左手香柳丁汁。若因寒症而形成流鼻滋、泻肚子，这种寒性体质的感冒病患就应吃五谷奶、芝麻糊等。

（4）高血压病患如属热性体质，喝精力汤时就不要加黑芝麻粉，三宝粉也不可太多。若属寒性体质，喝精力汤时就要以姜汤当汤底，三宝粉可多放些。

以上举例就是说明，对应不同的体质，最好提供不同的吃法，这是食疗成功的重要一步。

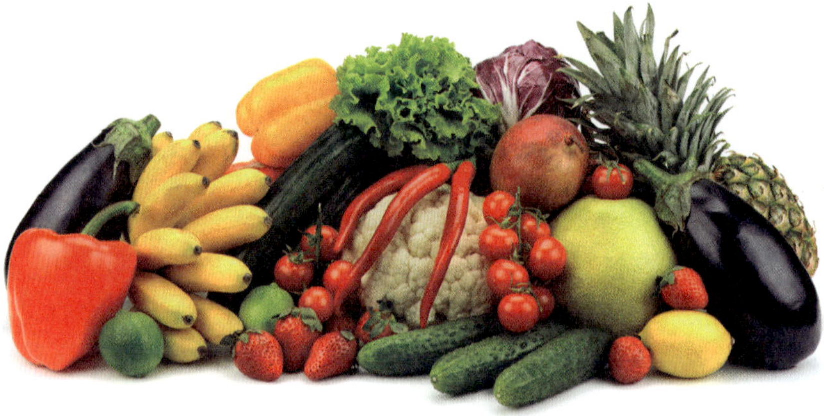

谨守疾病营养

各种疾病都有其饮食原则，特别是禁忌的食物，一定要忌口。

举例说明：

痛风者

要避免高嘌呤食物如：黄豆、黑豆、香菇、芦笋、笋干、花生、腰果、紫菜、优酪乳、啤酒酵母、小麦胚芽、白木耳等。

肾脏病

忌吃“五高”食物（即高钾、高钠、高磷、高蛋白、高嘌呤）。

高钾：如黑豆、香蕉、香瓜、橘子、马铃薯、胡萝卜、大头菜、茼蒿、菠菜、红苋菜、龙须菜等。

高钠：燕麦片、玉米粉、海带、干酪、酱油等。

高磷：大豆卵磷脂、优酪乳、优格、健素糖、糙米、胚芽米、全麦面包、薏仁、莲子、花生、开心果、腰果、黑芝麻、鲜奶等。

高蛋白：如豆干、豆浆、素鸡、面筋、核桃、腰果等。

高嘌呤：如黄豆、黑豆、酵母粉、紫菜、笋干、花生、腰果、白木耳、芦笋、优酪乳等。

如长期吃错的话，将使肾脏病更加严重，甚至需要洗肾。

类风湿性关节炎

忌吃干酪、葵花籽、葵花油、玉米、土豆、小麦、番茄、青椒、彩色甜椒、花生、苜蓿芽、牛奶、燕麦、黑麦、鸡蛋……以上食物若长期大量吃，类风湿关节炎就会越来越严重。

疾病上身时只要能顾全营养，勿吃禁忌食物，生活作息要规律，排泄正常，适当地舒解压力，就会在短时间内，凭借人体的自愈力，逐步恢复健康的。

少量多餐

病人的食欲多数会减退，因此必须提供少量多餐，才能让病人得到足够的营养，单靠三餐的营养是不够的，因为病人吃得太少，无法得到均衡完整的营养，必须设计一天7餐、9餐甚至更多餐：

一天10餐的举例：

（1）起床后：鱼腥草红枣茶300mL。

（2）运动后：净血蔬果汁200mL。

（3）早餐：精力汤、薏仁绿豆汤。

（4）上午10：00：鱼腥草茶300mL。

（5）午餐：黄豆糙米芝麻饭、什锦素菜、速成泡菜。

（6）下午3：00：苹果汁200mL。

（7）下午4：30：鱼腥草茶300mL。

（8）晚餐：什锦全麦面条、番茄切盘。

（9）晚上8：00 高C果汁200mL。

（10）睡前：鱼腥草红枣茶200mL。

最好能设计全天多餐的食谱，病人才能补充到长期所欠缺的营养素，健康才会逐日改善。透过“少量多餐”让病人的肠胃慢慢地适应，消化功能就会逐渐提升，食欲也会逐日好转，“少量多餐”乃是病人在疗养过程的重要饮食原则。

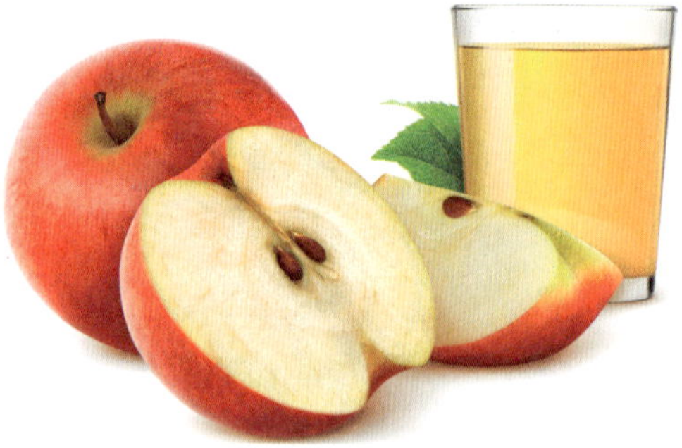

生活饮食导入正规

力求生活作息规律，饮食均衡，要学会调节心情舒缓压力。

养生十诀

若要更迅速寻回健康，或让健康更强壮，建议在6个月内严格遵循养生十诀：

（1）少吃炸、煎、熏、烤食物。

（2）少吃有添加物的加工食品（包括香肠、蜜饯、罐头等）。

（3）少吃刺激性的食物或嗜好品。

（4）饮食清淡、少油、少盐、少糖。

（5）当身体出现酸痛、肿、痒，请立刻减少荤食，全素或素多荤少。

（6）任何食物勿天天吃，吃3天停1天，或吃6天停1天。

（7）每天至少喝水（包括果汁、菜汤等）2500mL，利尿排毒通畅。

（8）每天多吃粗纤维与新鲜水果，最好排便2次以上。

（9）每天早上尽量能到有绿树的环境，作适当的运动，并着重于深呼吸，最好是“吸吸呼”，鼻子连吸两次，再用口慢慢吐气一次，如此血液含氧量会提升两倍，“氧气”对身体的帮助是最大的。

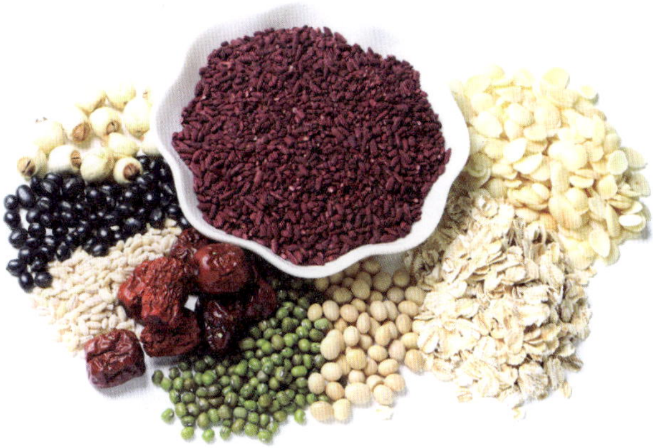

（10）找到适合自己纾解压力的好方法，如看电影、到散步、爬山、听音乐、找知己倾诉，一定要能自我减压，保持好心情。

践行生机饮食

什么是生机饮食？

生机饮食，是指食用天然无污染，无化学合成，无任何食品添加剂的食物。再配合“药食两用”的天然食物饮料，烹饪避免炸、煎、熏、烤，力求保持食物的原味和营养成分，接近天然多元化食物，来补充人体所需的营养素，快速改善人体的酸性体质，提升免疫力和自愈力，预防和调养诸多疾病的一种健康饮食方法。

生机饮食的好处

（1）大量吸收食材中所含的酵素、抗氧化剂、纤维素、蛋白质等营养物质。

（2）彻底排清身体毒素，提供生命能量。

（3）激活人体免疫力和自愈力，使人充满生机活力。

（4）预防和调治诸多疾病，把病症连根拔起。

什么是食疗开方

就是根据每个人的体质属性，身体所表现出的症状，用我们“食疗之父”欧阳英先生潜心研究三十多年的专业软件系统开出的一人一方的个性化食疗食养指导方案。

健康饮食知识专题讲座

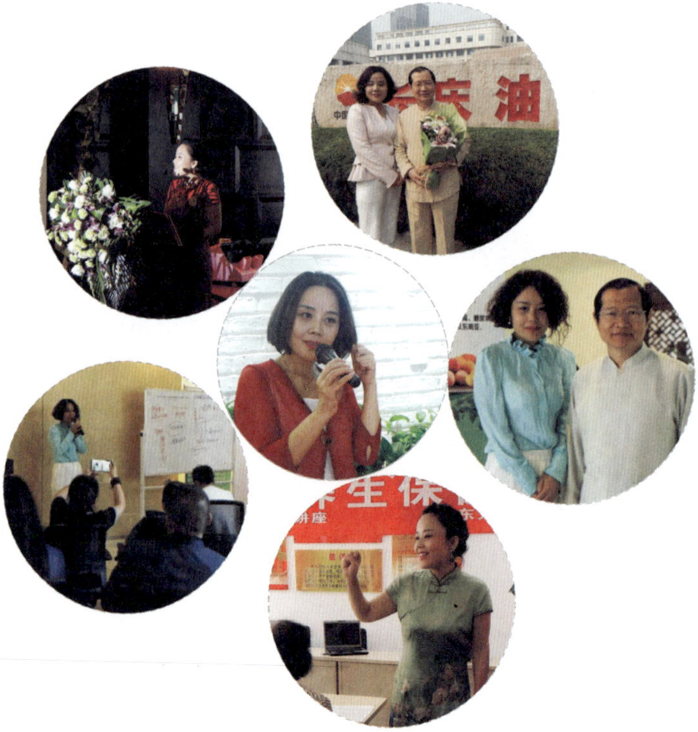

第二节　了解人体自愈能力（免疫力）

自愈力，即人体与生俱来的自愈的能力，也称免疫力。

据德国健康杂志《生机》报道，人体自身有能力治愈60%~70%的不适和疾病。研究显示，当人们有不适或是生病时，人体可以自动从自身的“药铺”中找到30~40 种“特效药”来对症治疗。这些“特效药”是由人体分泌的激素、免疫抗体等物质共同组成并发挥作用的。

美国癌症协会的一项研究也表明，大约有10%的癌症患者可以痊愈。原来人体内有一套完整的防卫机构——免疫系统，人体免疫系统的和谐是癌症自然消退的主要原因。

九成疾病都可以自愈。生病的主因是免疫失调。强大免疫系统，可以远离疾病。

强力提示

九成疾病都可以自愈

90%以上的疾病都可以自愈

很多疾病的康复，都可以靠与生俱来的自愈力。日本脑神经外科医师权威冈本裕医师就曾写过一本轰动日本的畅销书《90%的病自己会好》。一般人会立刻产生问号：生病不吃药，好得了吗？

《科学》杂志曾经报道，许多药物试验人员和研究者所得出的结论，都存在基本的设计和分析的错误。更严重的问题是，很多医学论文存在着资料不真实或资料歪曲的事实。美国主要研究生学院中，有40%的研究室主任都承认，近五年内在自己的研究机构中遇到过资料不真实的状况，又超过1/4 的科学家都曾至少两次亲身遇到资料造假的问题。

不管医学报告怎么说，关于药性，医生总是走在“边治边看”的边缘，成千上万的药物不断在世间流动，医生每天跟这些药打交道，只能在有把握的状况下开出药物处方。

九成以上的病自己会好，恐惧害怕以及用错药，伤肝害肾，才是死亡的最大原因。就算是被宣告已无法医治，因为掌握了生病的原因，也可让病情好转。有病当然要先找医生治疗，但在求医诊治的过程中，必须同时改善错误的生活作息与不健康的饮食内容，才能让病好得更快。

生病的主因，是免疫失调

从饮食环境来看，人真的是不生病也难。以前养一只鸡至少要三个月的时间，现在的速成鸡只要6个礼拜。各种肉类中添加了很多的抗生素、荷尔蒙，这些残留的药物会进入人体，破坏免疫力，加上各种污染源增加，癌症的比例以每年26%速度成长。

其实所有的疾病根源都是一样的，不管癌症还是慢性病，都是免疫系统出了问题，癌症只是更为严重。不管哪一种疾病，想要治愈，在积极治疗的同时要相信身体的自愈机制。

疾病不是全靠药治好的，自身疗愈有一定的作用。医生利用药物杀死病菌，但用药也有副作用。生病时，不能全靠医生或药物，一定要以“提升自身的免疫力”为目标，靠自愈力战胜病魔。大家一定要相信：只要免疫系统健全，健康身体社会有保障。

许多人很可悲，去看医生时，若医生不给开药，就会认为这个医生不好。美国医学院曾经发一个通告给所有的医生，请求医生不要随意开抗生素给感冒的病人。

曾经有一种心脏病药叫Digoxin，副作用会导致心脏病并发死亡。如果一个患有心脏病的人因为吃了这种药而死亡，一般人会以为这是理所当然的，因为患者本身就有心脏病。

这是很吊诡的一件事，美国曾做过一项调查，有163 000人因某药品的副作用导致脑力衰退。

强大免疫系统，健康卫士

“免疫学”是一门很重要的科学，研究如何提升人体的抗病力与自愈力。人体的免疫系统就像一个军队，有“陆、海、空”三军，一旦有“外敌”入侵，很快地就会出动，把敌人灭掉。

免疫系统分成“先天性免疫”和“后天的免疫”。先天性免疫细胞是与生俱来的，这类的免疫细胞，天生可以立刻对外来的感染病菌做出反应，分辨敌我，消灭病毒细菌，是免疫防御的第一线。

后天免疫细胞有记忆效应，当先天性免疫细胞将外来的感染源吞噬以后，便把这些抗原表现出来，而这些抗原碎片便会刺激后天免疫细胞的分化与成熟，把还没有清除干净的病毒彻底杀死。后天免疫细胞有四大特性：特异性（specificity）、记忆性（memory）、可转移性（transferability）及识别性（discrimination）。

举例来说，当一个人被传染流行性感冒病毒时，体内的“巨噬细胞”会先冲出来，把病毒吞噬，然后“体内酵素”会将病毒分解成小碎片，并放逐到细胞膜外，“后天免疫细胞”辨识出它们之后，会进一步活化，产生大量的吞噬细胞，再将感染源清除殆尽。免疫防卫系统的建立，乃是守护健康的第一要务。

免疫的主要功能：

（1）预防感染；（2）预防老化或疾病；（3）维持健康；（4）正确判断异物；（5）产生抗体；（6）预防癌症。

有过敏现象，表示免疫系统有状况

人的身体为了抵抗外来的细菌入侵，由免疫系统担任禁卫军，负责消灭敌人。但是很多人忽略了一个**重要的警讯：有过敏现象，就表示免疫系统出了问题**。

打个比方：**过敏就好是像雨水，人体的免疫系统就像是引流的水沟**。

当过敏源不断发生，不断刺激免疫系统，时间一久，水沟来不及排掉，又有新的雨水落下，等到超过了堤防，就发生淹水情形，免疫系统溃不成军。

免疫力受损，绝不是一日造成的。病情急转直下的关键，就是免疫系统发生变化。感冒、气喘、湿疹、类风湿性关节炎、癌症……身体大大小小的状况，其实**都是免疫失调所致**。如果你发现自己**常常感冒、皮肤瘙痒、有过敏性鼻炎、有气喘**……这些都是免疫系统失调的征兆，**要赶紧提升免疫力**。

第三节 食疗四要素

全餐饮食，做到营养均衡完整

什么是全餐？

全餐就是营养全面均衡完整，给身体提供所需的能量使得身体能够正常健康运转，抵御疾病的侵袭。

（1）增元补气：糙米、薏仁、小麦、燕麦、五谷米等。

（2）利尿排毒：葫芦、苦瓜、丝瓜、冬瓜、黄瓜等。

（3）通便排毒：芦笋、竹笋、莲藕、芹菜等。

（4）补血：茼蒿、甜菜根、菠菜、胡萝卜等。

（5）防病抗癌：白萝卜、西兰花、卷心菜等。

（6）增强体力：南瓜、芋头、山药、地瓜等。

（7）改善酸性体质：各种藻类、裙带类、海带芽等。

（8）提升免疫力：银耳、黑木耳、蘑菇、金针菇等。

（9）促进细胞再生：豆干、黑豆、黄豆、豆腐等。

全餐表

您自己的身体就是最好的医生

只要每日三餐吃“全餐”，自愈能力就会快速提升。

以下各行的食材均可轮流交替吃　　全餐=1+2+3+4+5=营养100分								
1	2	3	4	5	6	7	8	9
糙米	葫芦	芦笋	芦笋茼蒿	白萝卜	南瓜	各种藻类	银耳	百页（豆腐皮）
薏仁	苦瓜	竹笋	甜菜根	西兰花	芋头	裙带菜	黑木耳	豆干
小麦	丝瓜	牛蒡	菠菜	芥蓝菜	山药	海带芽	蘑菇	黑豆
燕麦	冬瓜	莲藕	红苋菜	卷心菜	地瓜	紫菜	金针菇	黄豆
五谷米+白米	黄瓜	芹菜	胡萝卜	小白菜	土豆	海带	香菇	豆腐
（五谷杂粮米）功效：增元补气	（各种瓜类）功效：利尿排毒	（粗纤维类）功效：通便排毒	（类胡萝卜）功效：补血	（十字花科）功效：防病抗癌	（富含卡路里）功效：增强体力	（强碱性食物）功效：改善酸性体质	（富含多醣体）功效：提升免疫力	（优良蛋白质）功效：促进细胞再生
五谷类（选一种）	蔬菜类（各类选一种）					海藻类（选一种）	菌菇类（选一种）	大豆制品（选一种）

备注：餐前最好生吃一盘蔬菜。

精力汤

精力汤是综合新鲜蔬菜、水果、芽菜、坚果、营养补充品等上好食材加适量好水，按照特定配方用破壁机制做成液体食物。可以替代正餐。可以快速使人精力旺盛，精力充沛，故名**“精力汤”**。

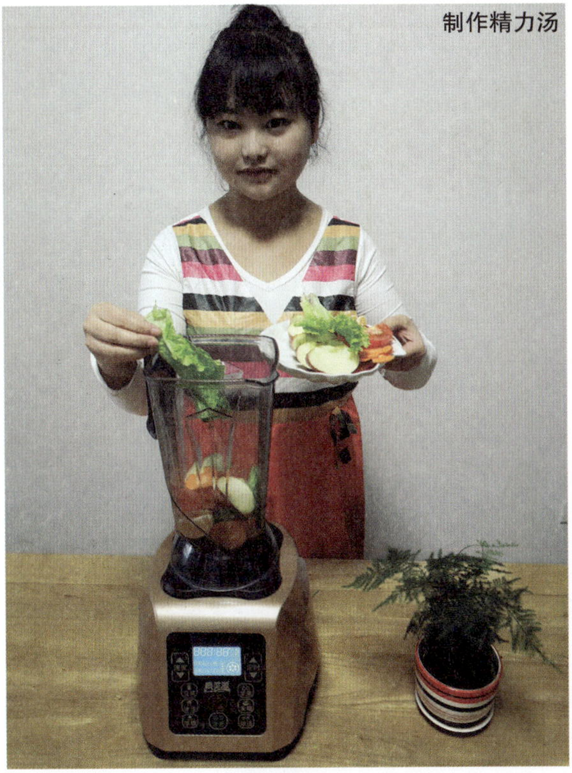
制作精力汤

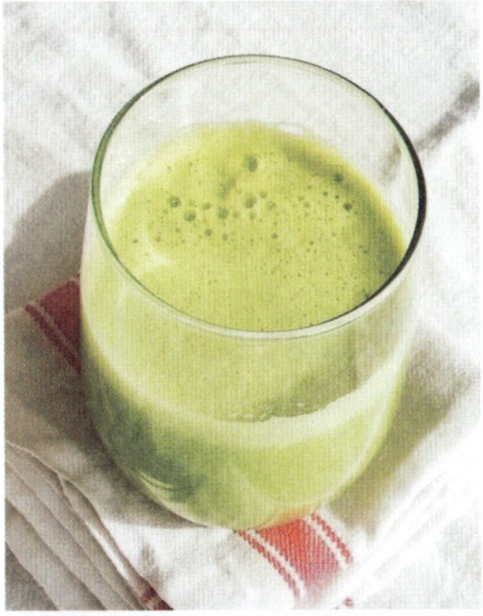

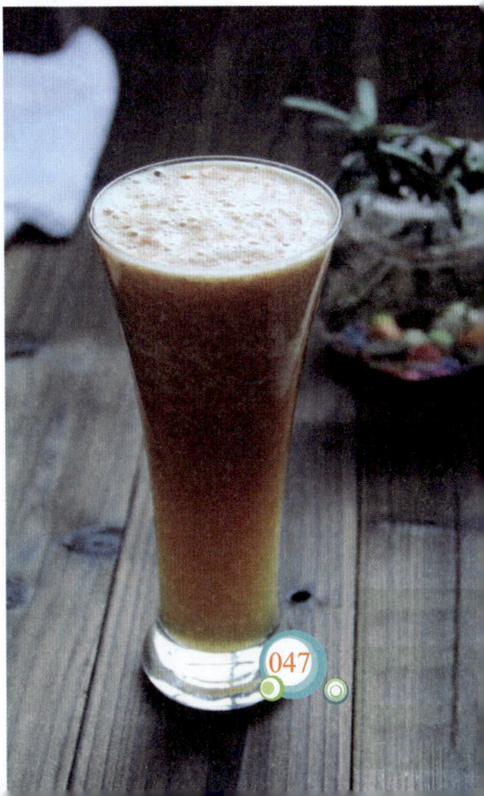

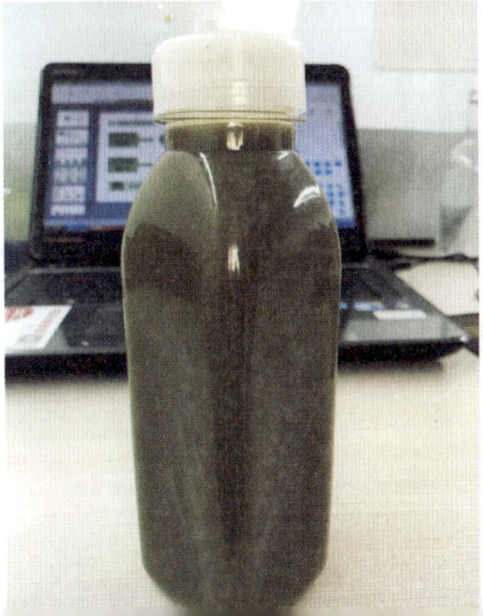
成品精力汤

精力汤特点

具有100分营养，可以使健康人群增强体力提高精力，可以使亚健康人群改变体质，可以使病人恢复体力，加速康复。

食用方法：可以替代正餐，特别是“早餐”或者“晚餐”餐前30min作为便携式补充品。

适用人群：婴幼儿、中老年人、病人尤其适合。

优势：高营养、省时、吸收快、不用咀嚼。

使用机器：破壁料理机

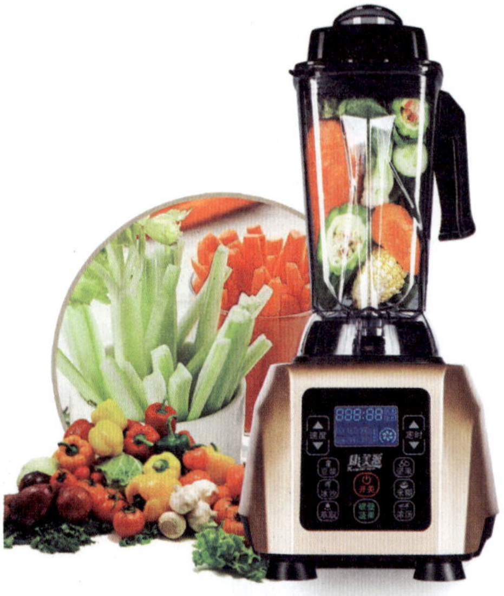

破壁料理机

破壁料理机是可以瞬间击破食物，释放植物生化素的机器。蔬菜水果中富含的植物生化素，主要在于果皮、渣及籽内，要吸收植物的这些营养成分，必须将其外壁破坏，使大量植物生化素释放出来，供人体吸收。科学研究证明，食用未破壁的水果，大约只有10%~20%被人体吸收，大部分蔬果的珍贵营养成分都浪费了，而破壁后的吸收率高达90%以上。

营养补充品有：酵素液、小麦胚芽、啤酒酵母、大豆卵磷脂。

多功能全效精力汤

温馨提示

灵活组合，做成各种口味，交替使用。

食材

- 水果类：苹果、香梨、猕猴桃、葡萄、木瓜、火龙果等任选一种。
- 芽菜类：苜蓿芽、香椿芽、萝卜缨、空心菜、芥菜等任选一种。
- 蔬菜类：西红柿、圆白菜、生菜、小黄瓜、胡萝卜等任选一种。
- 坚果类：腰果、开心果、核桃、花生、杏仁、松仁等任选一种。
- 补充品：啤酒酵母、小麦胚芽、大豆卵磷脂、黑芝麻粉任选2种。
- 酵素液、亚麻油各加入5mL左右。

功效 提升免疫力，防癌抗癌，润肠排毒，养颜轻体，乌发明目……

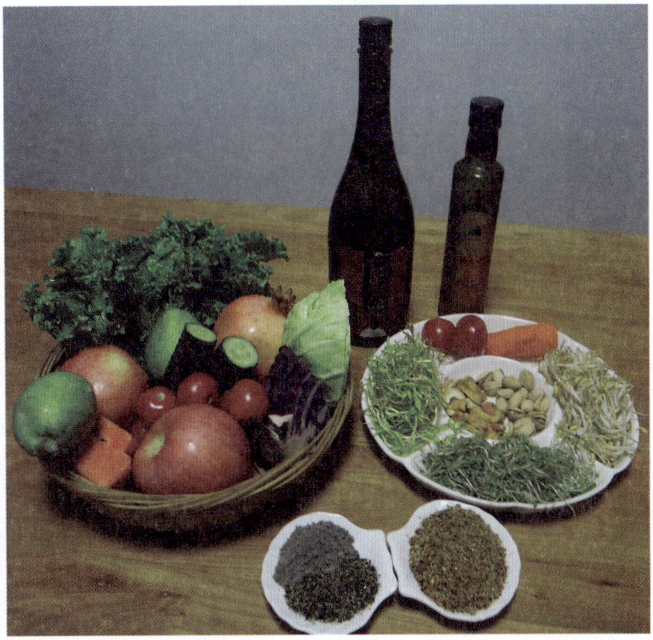

果菜汁

果菜汁分为纯果汁、纯蔬菜汁、果蔬混合汁3种。

一般用榨汁机将新鲜蔬菜水果用特定配方压榨成汁。果菜汁可以给身体补充大量的酵素，提高身体代谢能力，提高血液含氧量，提高自愈力。

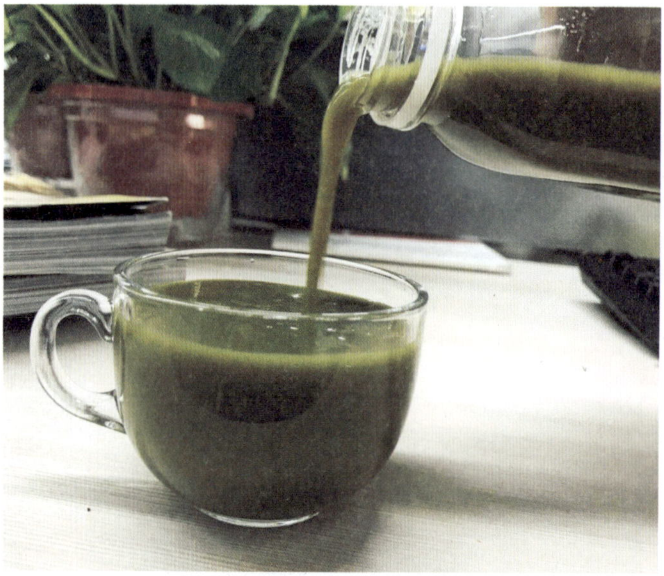

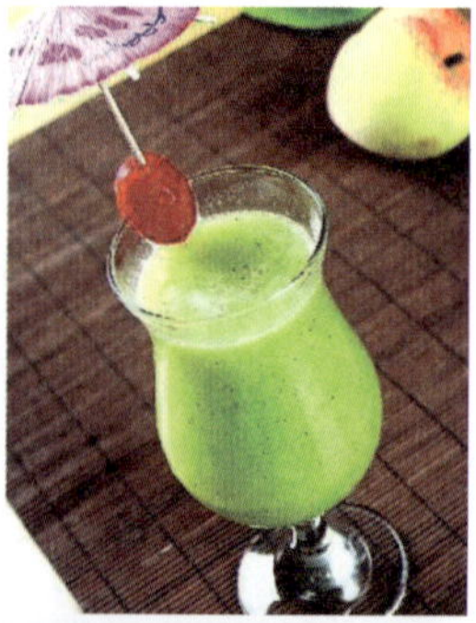

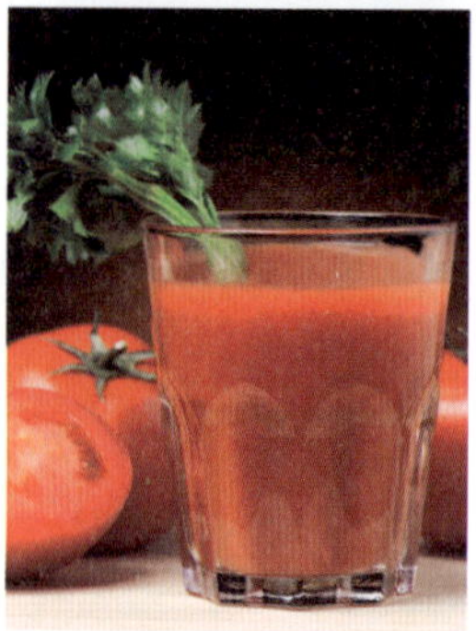

使用机器：分离式榨汁机

温馨提示

制作前一定要把蔬果清洗干净，现榨现喝，男女老少皆宜；根据不同体质选择适合自己的果菜汁。如选用成品果汁，应选用无添加纯果汁。可选用国际先进的NFC技术生产的零添加原果汁。

功能水

用养生壶按照特定的配方制作出具有排毒、提高免疫力的功能饮料，可以替代日常饮用水。

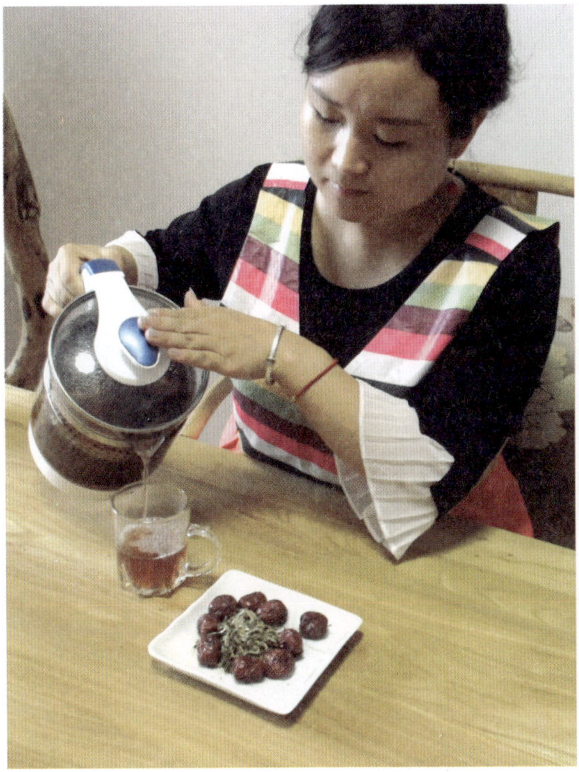

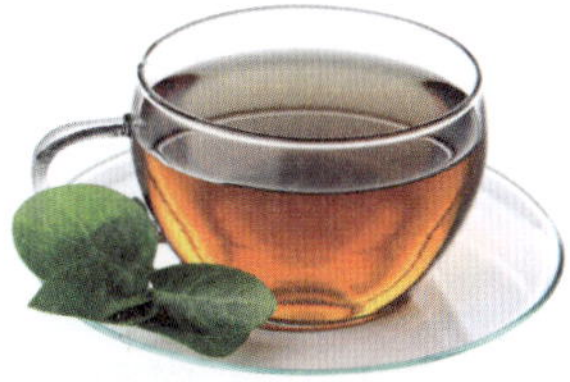

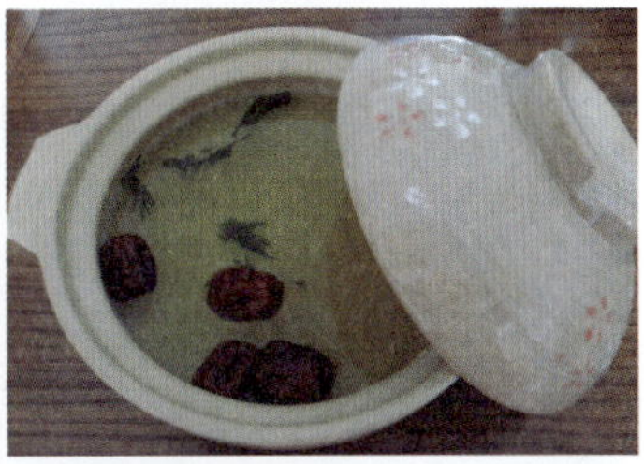

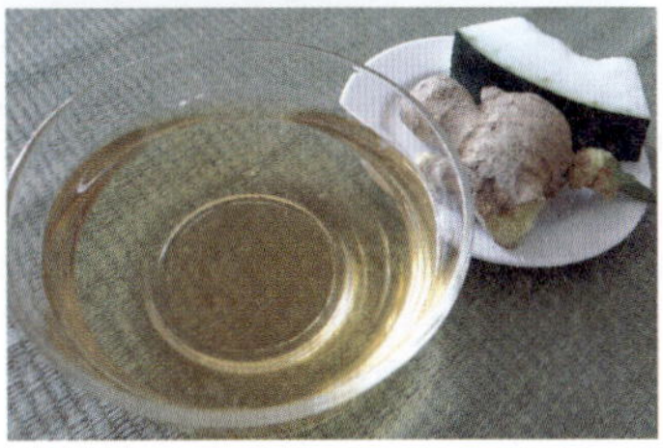

使用机器：养生壶。

温馨提示

建议家庭养成制作功能水的习惯，全家人一起喝，男女老少皆宜。可预防感冒、轻体排毒、防癌抗癌。

第四节　食疗常识

生熟食搭配，才能让营养均衡完整

平常要多吃最新鲜、时令蔬果食材。

健康的饮食方式，强调生、熟食搭配，让营养均衡完整。

细嚼慢咽好处多

现代人多喜欢精致美食，且以“狼吞虎咽”取代“细嚼慢咽”。要知道越少锻炼牙齿与上颚，会使牙齿功能退化，也就越来越不喜欢咀嚼，形成恶性循环。进食时少咀嚼，唾液分泌比较少，唾液里消化及杀死牙周病细菌的酵素不足，就容易有牙结石和口臭，造成种种口腔健康问题。

细嚼慢咽的八大功效

（1）预防牙齿相关疾病：不容易形成蛀牙及牙周病。

（2）提升味觉的敏锐度：有效辨别食物的味道。

（3）说话发音清楚：能清楚掌握语汇，发音清晰。

（4）促进肠胃蠕动：减轻肠胃负担。

（5）预防癌症发生：唾液可以预防细胞病变。

（6）增强体力：让人无论读书或工作都精神饱满。

（7）脑部发达：咀嚼能活化脑部。

（8）避免肥胖：咀嚼能驱动饱食中枢，预防饮食过量。

要养成**一口咀嚼30次**实在不是一件容易的事，但是也有方法可以训练……

饭后久坐坏处多

绝大多数人都是能够躺着绝不坐着，能够坐着，绝不站着。“好逸恶劳”其实是人的通病。现代健康专家提出了严重警告：要多站立、多走动，尤其是在吃完饭后，更要从座位站起来，以免脂肪堆积，引发发胖，甚至提高糖尿病、心脏病的罹患机率。

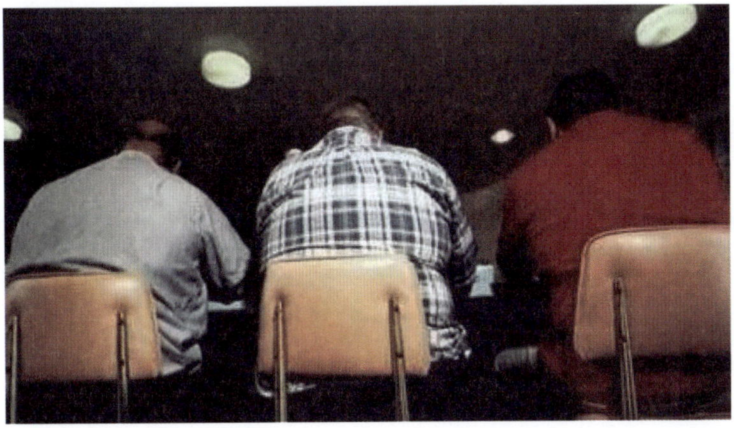

提出这项健康新主张的是美国密苏里大学生物化学教授Marc Hamilton博士。Hamilton博士指出，用餐时与用餐后，坐着之所以不利健康，是因为坐着会阻断一种名为“脂肪酶”的作用。脂肪酸在人体内有吸收脂肪，促使脂肪循环、分解的作用。

研究数据显示，经常坐着不动的人，他们心脏病、糖尿病和肥胖的概率会提高两倍甚至三倍以上。在站立或活动的时候，“脂肪酶”这种酵素会被吸收进肌肉里，当我们坐着的时候，这种作用不但会停止，还会在血流中进行二度循环，并储存在体内，成为体脂肪；某些时候，在这个“二度循环”的过程中，也可能阻塞动脉，引起心血管疾病。

提示 饭后不要久坐，应适当运动，餐后不宜剧烈运动。

生机美人怎么做

“美丽”是一种时尚，“健康”更是人生必修的养生学分，若可以同时并合“美丽”兼“健康”，那将赋予女性更原始的生命力，做个生机美人，才是当今正确的美丽态度。

“生机美人”是全新的美丽法则，生机美人蕴含的意境包括“健康”与“自然美”，有一句俗话“您吃什么就呈献怎样的您”（You are what you eat），这显示了“吃”对人体的重要性。

生机美人的生活要项

（1）先排毒；
（2）少肉多素；
（3）多喝水；
（4）多做运动；
（5）多呼吸新鲜空气；
（6）多泡澡；
（7）不吃油炸烤食物；
（8）良好生活作息；
（9）多补充维生素C；
（10）心情愉悦。

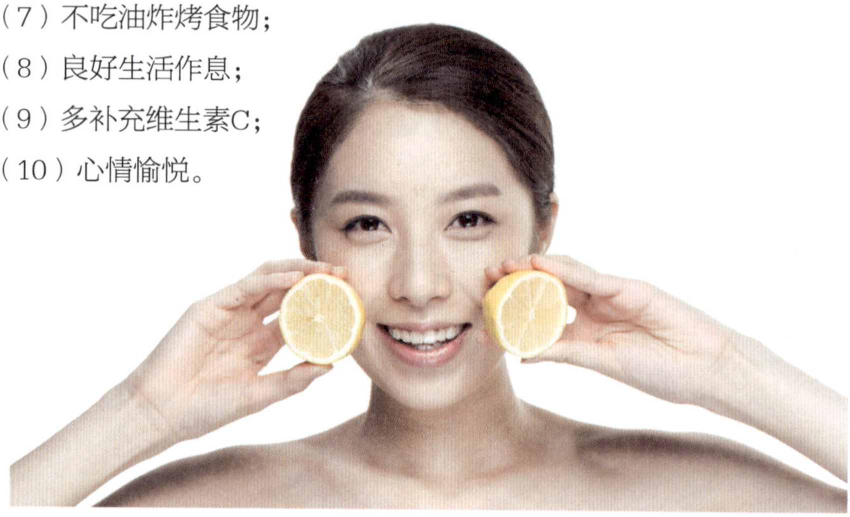

第五节 人体需要的功能食品

碱性食品之王，麦草制品

酸性体质是万病之源，多食用小麦苗汁或麦草制品麦绿素，让身体保持弱碱性，是健康之源。

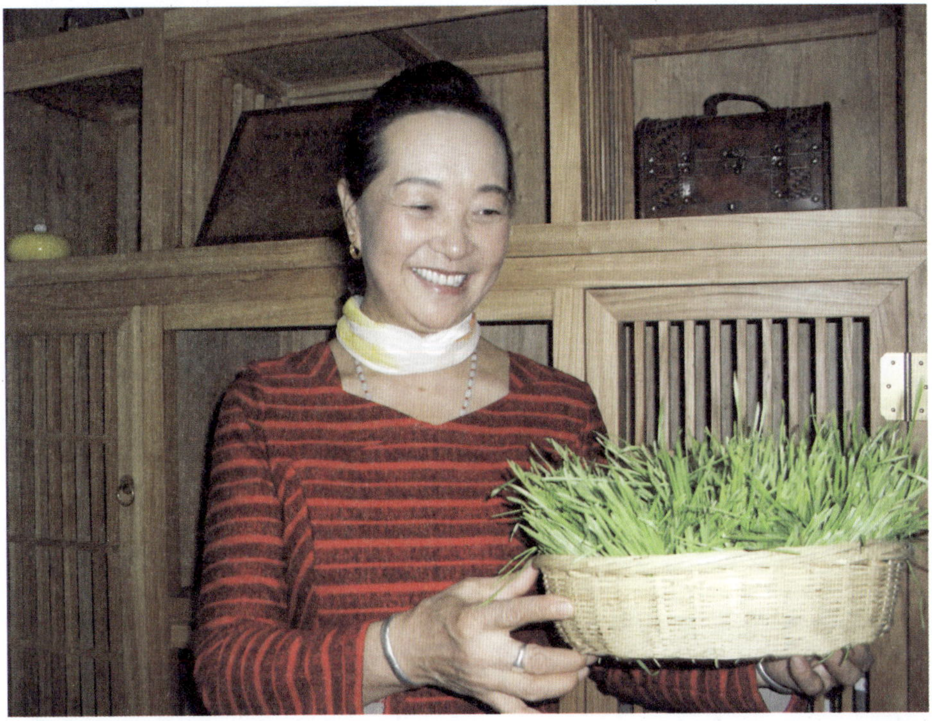

芽苗草种植能手：何秀琴

关于麦草

麦草（Wheatgrass），是一种植物，是一种独特的麦苗，成熟后为红色的浆果。常分为大麦草与小麦草两种。其嫩叶可以榨汁或晒干磨粉。未经加工的植株含大量纤维素，难以消化。但其也含有叶绿素、氨基酸、维生素、矿物质和酵素。在加拿大、法国、德国和欧洲有栽培。我国东北、华北、西北及云贵高原等地均有栽培。

古今中外，都有对麦草的记载和描述，古希腊和古罗马时代，人们奉麦草为珍贵的贡品。《本草纲目》里对麦草也有详细的记载："麦苗味辛、寒、无毒，主治消酒毒、暴热、酒疸、目黄，捣汁利小肠……"

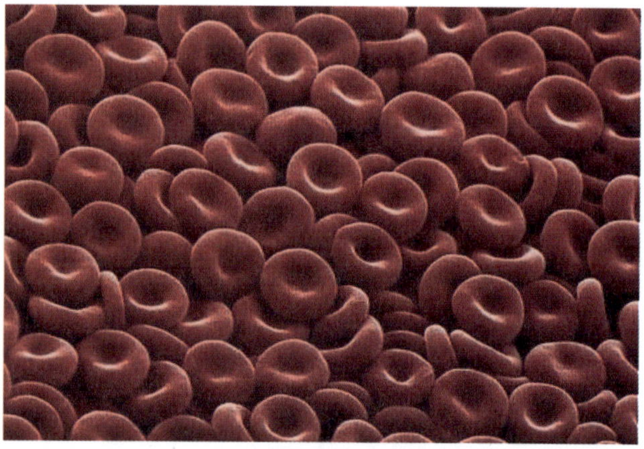
人体红细胞图

麦草含有丰富的叶绿素、维生素A、维生素C、维生素E及维生素B族，和矿物质钙、镁、磷、铁、硒，以及超抗氧化剂SOD、纤维和有益酵素。麦草疗法的创始人安·威格莫尔提出：**"叶绿素"**和**"红细胞"**的构成十分相似，相当于**人体的血液**。酸性体质是百病之源，据日本食品分析中心所做的研究表明，麦草成分中有66.4%属于碱性的。

麦草是天然维生素A、维生素C和维生素E最丰富的来源之一。麦草中含有的天然维生素E比人工合成的维生素E被人体吸收量超过10倍，多吃也不会像其他人工合成的维生素那样产生副作用。矿物质是绿色嫩叶所具有生命力的根源，也是所有生命体的核心。

麦草获取方法

用有机种子种植。

每周口服2~3次小麦草鲜汁（加入柠檬或生姜），每次1杯。

加入牛奶、麦片、豆浆混合使用（温度低于45℃）。

使用小麦草鲜汁制作面条，馒头等食物。

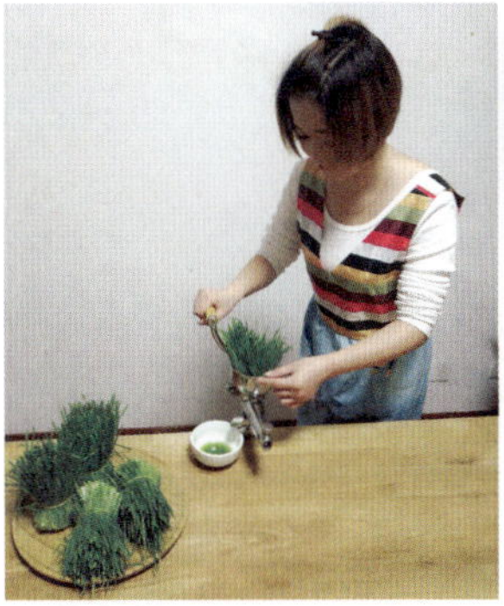

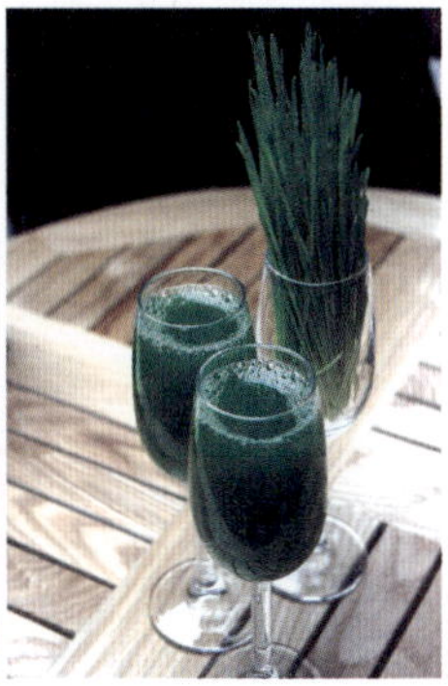

麦草制品（麦绿素）防癌

麦绿素片每天20~30粒，麦绿素粉每天2~3包，吃6天停1天。

因为小麦草种植比较麻烦，喝鲜汁如果坚持不了或者难以入口或者反胃严重，为方便起见，建议用优质的“麦绿素”（大麦苗制品）替代。大麦苗与小麦草同属麦苗，功效是一样的。

健康的催化剂——酵素

酵素的最小分子就是酶，能够加快生化反应的速度，人体每天所摄取的食物的消化吸收、体内各器官的运作、细胞的新陈代谢都离不开酵素，而分解进入体内任何物质都需要酵素的参与才能够完成。酵素是健康的催化剂、生活中的必需品，若体内的酵素不足，食物则无法顺利被分解，人体无法吸收到这些养分，人就容易衰老并易生病，酵素量和健康成正比。思考、判断、观察、手脚移动、消化食物，全都是要靠酵素的功能做到的，人体如果没有酵素，是无法生存的，因此酵素可以说是生命健康的源泉。平常一般人吃的大部分是熟食，应该常吃生鲜的食材、水果，唯有生鲜的食物才有酵素，或摄取由多种素菜发酵而成的酵素即可。

酵素的来源

1. 自体生产

随着机体器官的衰老，生产能力逐年下降。这就是为什么人在20岁和60岁时，吃同样种类同样量的东西无法消化的真相。

人体内的酵素含量0岁到7岁最多，以后便开始减退，到50岁以后就所剩无几了。

2. 吃生食

所有未经烹煮的天然食物都富含酵素，如新鲜水果蔬菜、果菜汁。但最好吃有机食物，以避免农药污染。

果菜汁、精力汤、芽苗菜、小麦草里边都含有大量的酵素。

3. 摄取酵素补充品

目前市面上已出售各种不同成分的酵素，如果蔬酵素、糙米酵素等，但要慎选品质，由合格工厂生产的比较可靠。

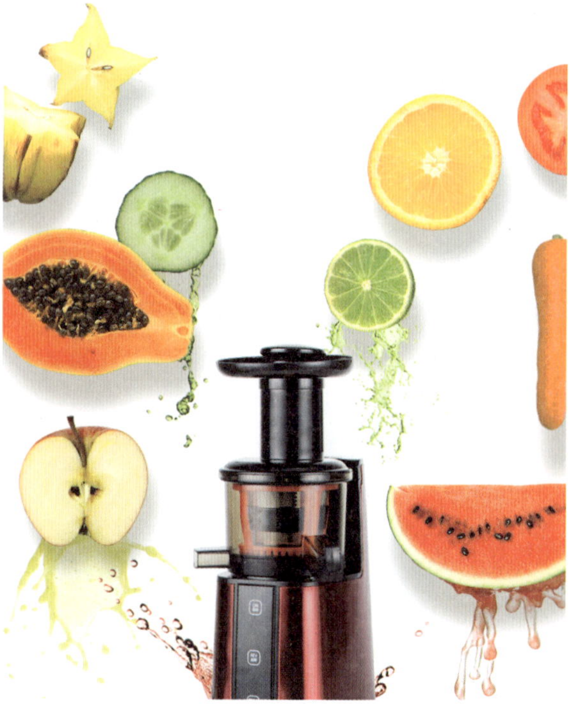

第5章 排毒净体轻体——了解人体

第一节　了解人体

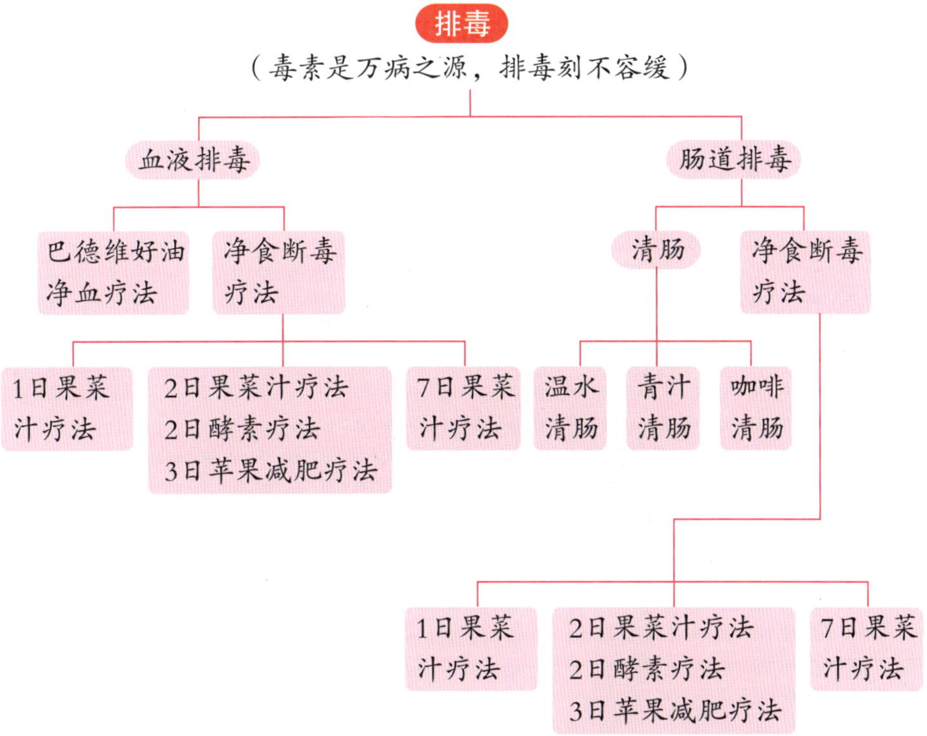

胸腹内脏全景（1）

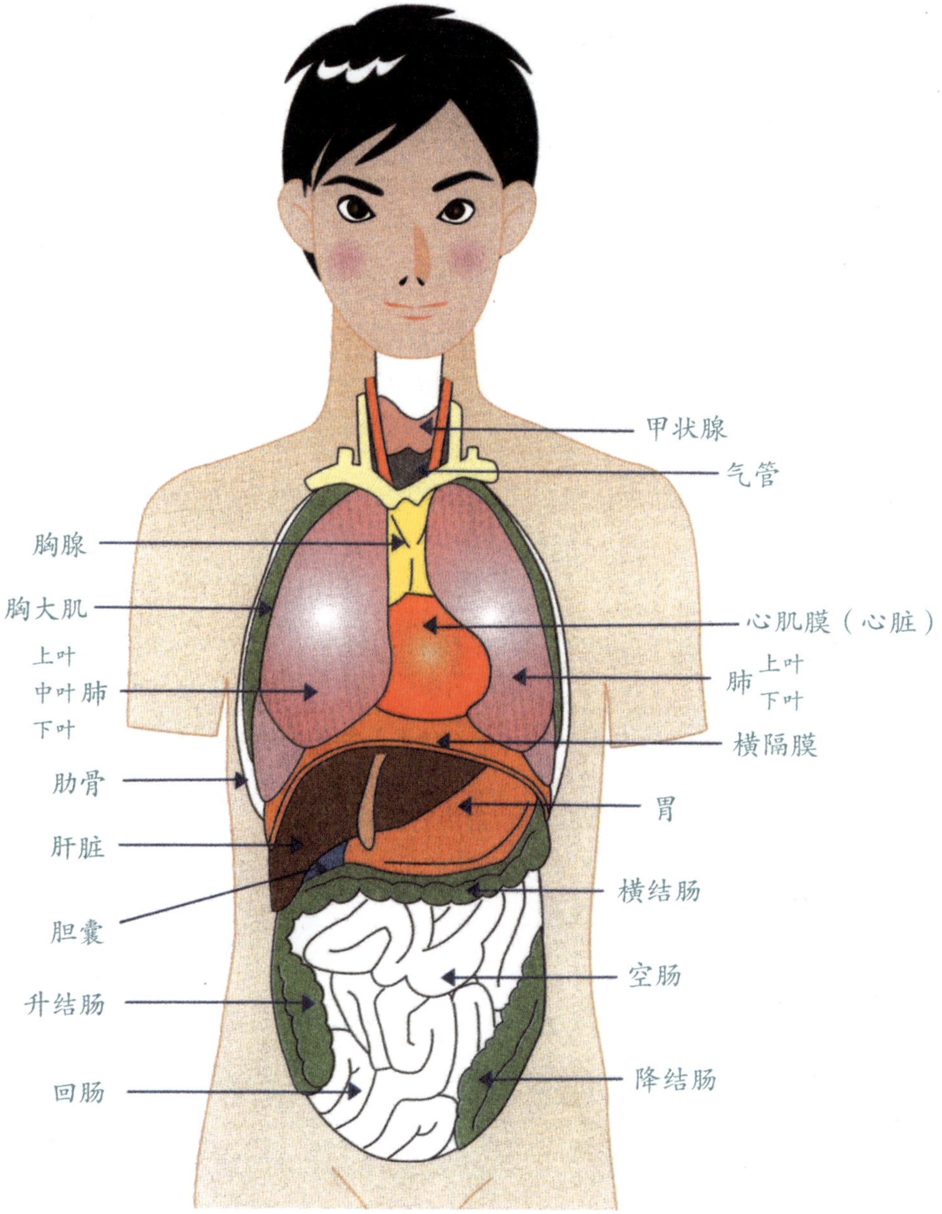
甲状腺
气管
胸腺
胸大肌
心肌膜（心脏）
上叶
中叶 肺
下叶
肺 上叶
下叶
横隔膜
肋骨
胃
肝脏
横结肠
胆囊
空肠
升结肠
回肠
降结肠

胸腹内脏全景（2）

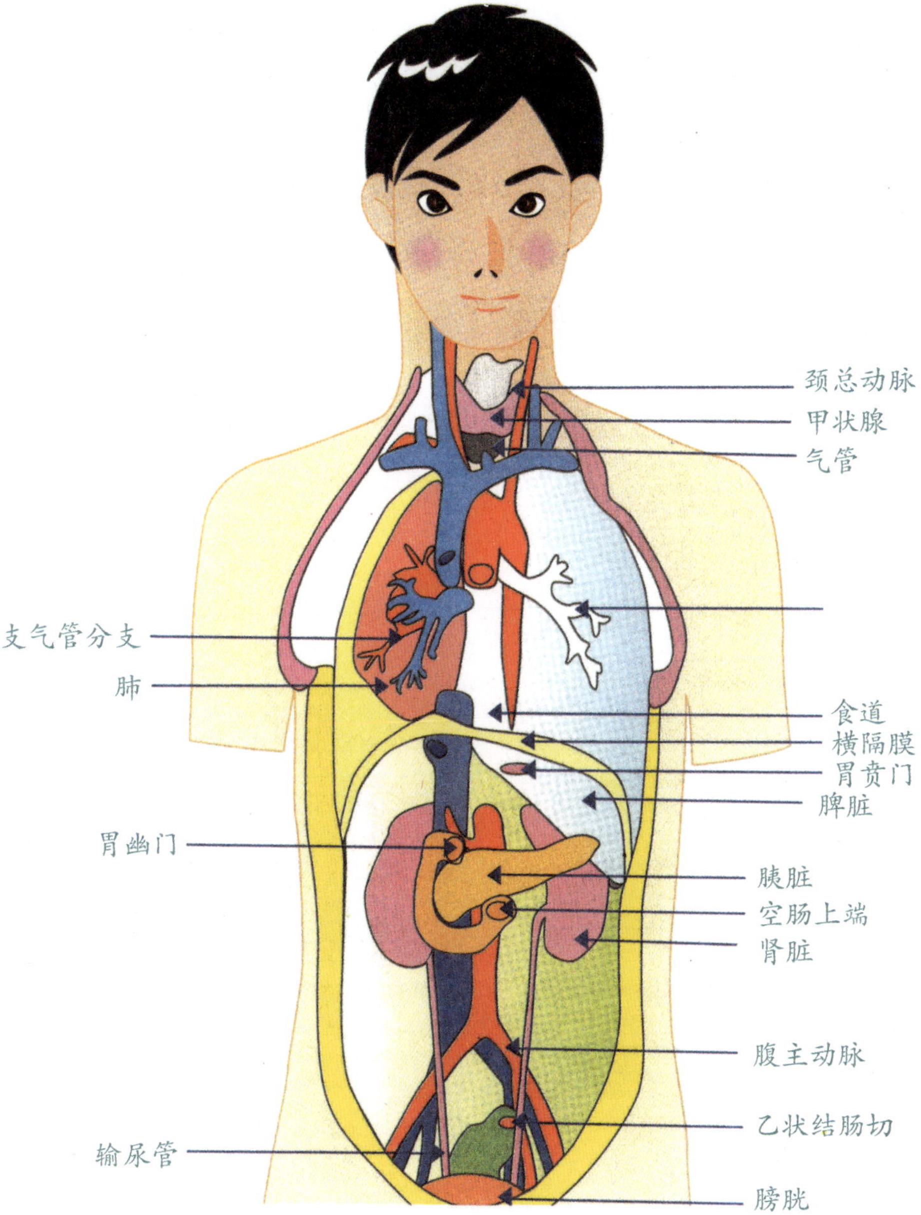
颈总动脉
甲状腺
气管
支气管分支
肺
食道
横隔膜
胃贲门
脾脏
胃幽门
胰脏
空肠上端
肾脏
腹主动脉
乙状结肠切
输尿管
膀胱

胸腹内脏全景（3）

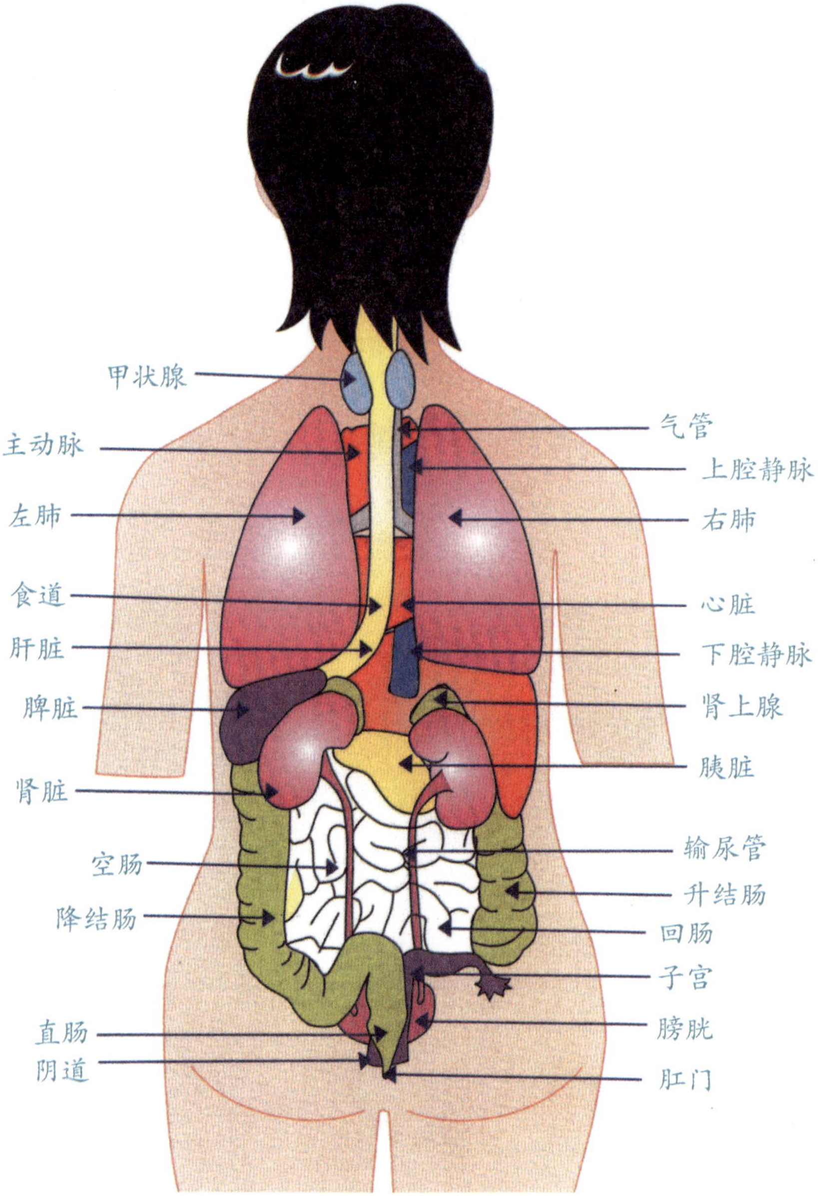
甲状腺
气管
主动脉
上腔静脉
左肺
右肺
食道
心脏
肝脏
下腔静脉
脾脏
肾上腺
胰脏
肾脏
输尿管
空肠
升结肠
降结肠
回肠
子宫
直肠
膀胱
阴道
肛门

胸腹内脏全景（4）

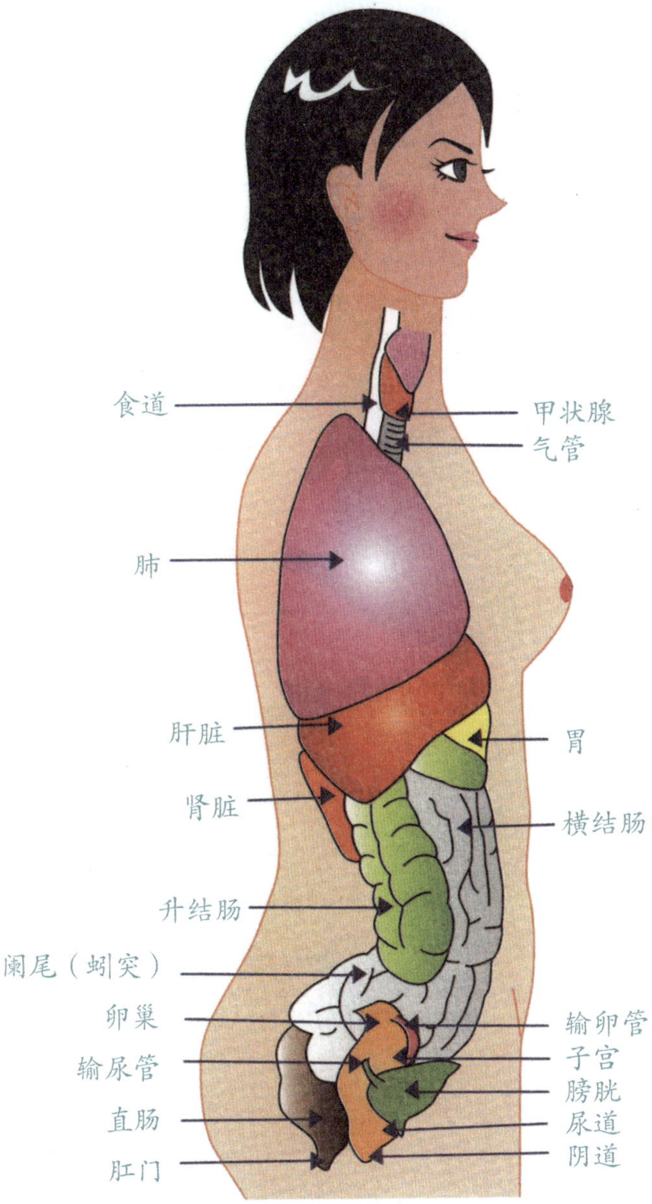

呼吸器官与消化器官全景

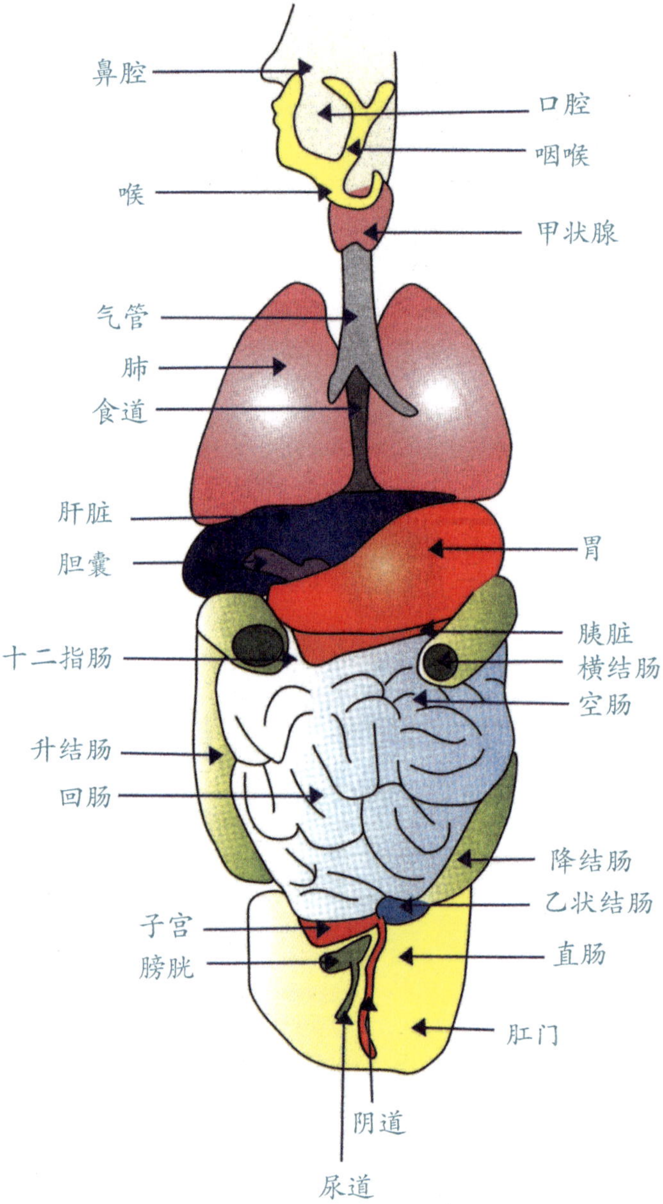

第二节　三通排毒

排毒，从“三通”做起

毒素是万病之源，排毒刻不容缓

人体会透过排汗、排尿、排便，将体内废物排出体外。但是，如果累积的毒素太多，加上生活节奏太过紧张，身体便不能由上述方法将毒素充分排出，剩余的有毒物质在体内会产生自由基，侵害细胞结构，伤害基因健康。自由基的危害，是造成器官老化及诸多疾病的主因之一。彻底排毒，才能杜绝自由基的产生，使身体维持在最佳状态。

从“三通”做起，排毒总动员

1. 发汗排毒

将运动列入日常作息之中，才能运用皮肤这个排毒器官，以发汗的方式排出体内毒素。可透过热水泡脚来促进排汗，更可热疗物理疗法快速排汗。

2. 利尿排毒

喝足够的水，不但能供应身体需要，也可从尿液排出体内毒素。

3. 通便排毒

排便是最重要的排毒方式，因此一定要避免便秘。理论排便次数是一天2~3次。

此外，也要全面启动身体其他排毒器官，并搭配排毒饮食与净食断毒食疗法，我们才能寻回健康。

人体的主要解毒器官与功能

皮肤 汗腺藉着毛孔，将血液内的废物、多余的水分与盐分排出体外。

肺脏 身体各组织排放的二氧化碳及其他废气，随着血液进入肺部再排出。

肝脏 排除废物、多余的荷尔蒙及阿摩尼亚；净化血液，将毒素分解、排出。

肾脏 过滤血液中的废物（尿素、肌酸酐），使其随尿液排出。

淋巴系统 运送细胞最终代谢物、死亡细胞与细菌，使之排出体外。

肠胃系统 胃分泌胃酸，消灭细菌；大肠吸收水分及电解质，结肠末端产生蠕动，将所有废物送到直肠，排出体外。

排毒推荐

葡萄柚排毒水

以葡萄柚为主材料，另加入麦苗粉、蓝藻粉、糖蜜调成的“葡萄柚排毒水”，不但可以有效排除来自环境的毒素，同时也能修复受损的器官组织。

1. 成分：葡萄柚排毒水食材成分介绍如下：

（1）葡萄柚：富含叶酸、柠檬酸、膳食纤维、维生素A与C，可以有效防癌。葡萄柚所含维生素C，具有抗氧化作用、可以防止血液凝块，并有抗病毒作用。

（2）麦苗粉：含有人体所需蛋白质、维生素、矿物质，以及丰富的活性酵素、叶绿素，另含大量的矿物质碱性离子，有“最佳天然碱性食品”之称。

（3）蓝藻粉：蓝藻生长于阳光充足的温暖气候带及碱性水域，有几近完美的营养价值，除了含有60%~70%的优质蛋白质，也含有人体所需的8种氨基酸和多种维生素、矿物质，是有名的长寿食物。

（4）糖蜜：糖蜜是制糖工业的附属品，是一种黑褐色、黏稠、呈半流动状的物体，含有大量的发酵糖及钾、钠、镁、钙、磷等。糖蜜是十分廉价的健康食物。

2. 功效：降低肝指数、强化肝功能。

3. 材料：葡萄柚1个、麦苗粉8g、蓝藻粉8g、糖蜜15mL。

4. 做法：

（1）葡萄柚去皮，以分离式榨汁机榨出原汁。

（2）所有材料放入果汁机中，再加凉开水200mL，充分拌均匀即可。

第三节 净体排毒

净体排毒，让身体里外变干净。

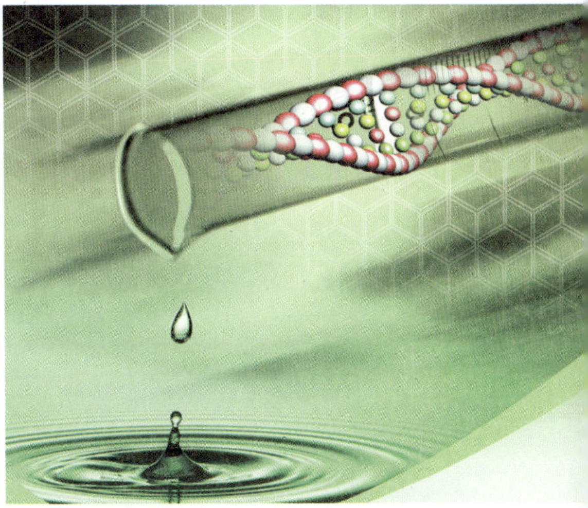

毒素是万病之源，只有快速排出身体长期累积的毒素（肠道和血液的毒素），让身体洁净起来，身体的好细胞才会快速吸收营养，让身体保持健康。

若体内无法完全吸收营养，即使长期摄取最健康最有营养的食物，也是枉然，所以，净体排毒是十分必要。

健康生活及营养学领域的权威专家诺曼·沃克（Norman walker）

博士认为，**“除非把肠道健康列为必须前奏，否则进行任何治疗都不可能成功或有效”**。

医圣希波克拉底斯曾经说过，**“干净的肠道使您长寿”，“少有废物积存的健康肠道能延缓您的衰老”**。

全身排毒——净食断毒

净食断毒又称辟谷或断食。

短期1~3天可自行进行净食断毒，长期应在专业人士或专业机构指导下进行。

排毒目的

（1）排除血液毒素。

（2）排除肠道毒素。

为什么要净食断毒?

自身中毒是健康最大的敌人。不良的饮食习惯及生活方式，增加了自身中毒的概率。人体自身中毒学说的创办人，**诺贝尔奖得主梅尼可夫说：“大肠积累的食物，在腐败后会形成有害的物质，继而引起的自身中毒，造成疾病及衰老的现象。”**

今天，追求物质享受及快节奏的生活形态，致使我们的生活品质逐渐下降。基于饮食**过度丰盛及过量**，造成肠胃负担过重，肠内废物发酵腐败，细菌大量繁殖，引起肠胃不适。传统中医学说：**“欲无病肠无渣，欲长寿肠常清。”**所以说，**肠道及肝脏的功能不健全**是万病之源。另外，现今竞争的社会环境，造成压力不堪，紧张、担忧、挫败、不安及焦虑等情绪，使我们的生活紧张，这促使自身中毒的机会大大增加。

果菜汁1日净食断毒法

果菜汁净食断毒法不同于清水净食断毒法或其他净食断毒法，它能够针对个人体质与病症，调配对症的果菜汁，作为净食断毒期间主要的饮料，借以补充身体长期欠缺的微量元素，因禁食其他食物，使消化系统得以充分休息，平常因消化系统所耗费的身体能量，此时便移转到排泄上，使排泄系统显著增强，因此在净食断毒期间，身体才能够排泄掉正常所无法排出的大量毒素。

净食断毒是将全身大扫除，除了能将体内的老、病废细胞排出体外，还能促使荷尔蒙分泌旺盛，体内的荷尔蒙分泌量虽极微，但对生理影响非常大，诸如脑下垂体、甲状腺、副肾、睾丸、卵巢、胰脏等内分泌腺，在净食断毒期间会趋于活泼，加速分泌出人体所需的各种荷尔蒙，使得净食断毒者的内脏机能恢复正常，血液循环变得舒畅，更使皮肤的色泽转为红润，并泛现光泽。

果菜汁净食断毒法因自体溶解现象，在不进食的情况下，身体为了维持生命，很自然地就会燃烧体内多余的脂肪、胆固醇与其他不必要的物质，排泄体内长期累积的郁积物与宿便，并复苏免疫系统、消灭病菌、破坏癌细胞，特别重要的是，刺激荷尔蒙分泌旺盛，不论在生理或者心理上，都让整个人至少年轻5~10岁，恢复活力，洋溢青春，这是果菜汁净食断毒法的诸多效果中最令人惊喜的。

清水净食断毒法在复食期间，人们的肤色多显得苍白，但果菜汁净食断毒法在复食期间，每个人的肤色都变得红润，并显得神采奕奕，这便是果菜汁净食断毒法广受欢迎的原因，不仅不会挨饿难过，而且有立竿见影的美容复健效果。

果菜汁净食断毒的神奇效果

（1）净食断毒能清洁血管、净化血液、溶解血栓，清楚中性脂肪与不良胆固醇，改善全身循环，预防心血管病变，避免中风。

（2）冰冷的四肢能迅速改善，手指呈微红色，僵硬之关节、颈部、肩胛均会一一舒解酸痛，恢复正常。

（3）溶解多余脂肪，能自然减肥，安全又迅速。瘦者在排除宿便后反因消化吸收能力转强，而逐渐增胖。

（4）因净食断毒的自体溶解现象，会改善体内各种结石症，小粒的结石会逐渐溶解排出体外（但结石过大引起疼痛者，用净食断毒缓不济急，必须就医）。

（5）净食断毒会刺激荷尔蒙分泌旺盛，活化身体内脏机能，排泄大量体内郁积物与毒素，使全身的皮肤焕然一新，泛现红润光泽、洁白细嫩，从体内环保做起而达到快速美容的效果，恢复几年前的年轻美丽。

什么样的人需要及时做净食断毒排毒

现代人的生活环境中，充满了蔬菜残留的农药、汽机车废气的污染、加工食品的防腐剂及各种添加物、饮水中的等外在污染，并且在工商业繁忙社会中，更因身体排泄不顺造成肠内废物长期累积，工作上的压力及情绪上失控均造成心理方面的负面压抑，这是更可怕的“内在污染”这种内、外在的污染宛如一颗潜伏的定时炸弹，会在何时引爆呢？不知道。但可确知引爆日便是大病临头之日。其实，在严重污染的大环境下，人人均应定期作一次体内的大扫除，以保安全。

下列人员急需排毒

（1）身体亚健康的人，自觉不对劲，但却检查不出什么病。

（2）脸色暗淡无光泽、面容憔悴的人。

（3）新旧黑斑长驻脸上，无法消除，应从改善内脏着手，美丽自会从体内发出。

（4）全身出现皮肤病，如红肿、痒、癣、过敏、脂肪瘤等。

（5）长期肠胃病，如胃疼、溃疡、便秘、下痢、下垂、胃酸过多、消化不良等。

（6）诸多杂症，如头痛、头晕、口臭、狐臭、体臭等，均和体内毒素有关。

（7）脸上青春痘不断增生。

（8）发现有“肿瘤息肉增生”，不论良性或恶性，均应立刻改善饮食，并用果菜汁的安全净食断毒法来排除体毒，改善“生癌体质”。（在就医过程中，辅以生机饮食的食谱，是相当有效的，目前已有许多成功经验）。

（9）一般成人病，如高血压、心脏病、糖尿病、肾脏病等因代谢障碍所引起的疾病，用果菜汁净食断毒，可有效改善。

（10）小孩的体质有缺陷，容易感冒、长期咳嗽、气喘等，甚或老年人的气血不畅所造成的疾病，运用果菜汁净食断毒，均是安全可靠的自然疗法。

果菜汁净食断毒法的高效率食谱举例

早上	6：00	小麦草原汁（30mL~50mL）+柳丁汁（50mL）
	8：00	冬瓜利尿汤（150mL~300mL）
	9：30	净血蔬果汁（150mL~300mL）
中午	12：00	回春水（30mL~50mL）
	15：00	抗癌蔬菜汁（150mL~300mL）
	16：30	高钾生菜汁（150mL~200mL），按体质病情调配不同的果菜汁
晚上	18：30	抗癌蔬菜汤（150mL~300mL）
	20：00	高C果汁（150mL~200mL）
	21：30	小麦草原汁（30~50mL）+柳丁汁（50mL）

注：小麦草原汁可用麦苗粉替代。

48h酵素净食断毒法

48h酵素净食断毒，能使身体各器官得到两天充分的休息，由于酵素的作用帮助排除体内毒物，净化血液。酵素净食断毒可以说是身体的大整修，能够使身体完全洗净，重新调整的最佳方法。

48h酵素净食断毒对于健康没有危害，能够使身体休息，对于每天忙碌的现代人来说是非常轻松且容易进行的排毒方法，完全可以加以施行。

具体做法

净食断毒的前一天尽量减少食量，不要吃太过油腻的食物。

净食断毒当天保持5~8杯的饮水量约2000mL~4000mL，补充因新陈代谢加快所需水分，一整天的三餐只要食用“酵素”即可，食用量为每餐以30mL左右加250mL温开水（40℃以下），老年人或亚健康人群加倍。

净食断毒过程中会有的现象

酵素净食断毒过程中体内会有各种变化，那是酵素的作用在促进新陈代谢，增进消化器官的机能，大量排除废物。如有的人会放屁、发汗或频尿。如果汗有异味、尿黄，就证明体内已进行了清扫，是个好现象。同时有少数人会长出青春痘、皮肤发红、湿疹，或者空腹反而觉得肚子胀等等，这些都是因为酵素发生作用了。

这种现象中医叫作冥眩现象（因酵素净食断毒法引起的防卫反应），很快就可以完全消失。如果反应强烈，请选择减量，反应会逐渐消失，体质也会变得更加好。

有些人首次实施酵素净食断毒法时，胃会快速蠕动，产生较强的饥饿感，使人无法适应。此时可以多次饮用酵素，帮助适应，习惯后便逐渐不再有反应了。

复食的方法

进行两天的净食断毒后，除配合正确复食方法外，复食时间至少需三天以上，不可太冒进，以免影响改善成效，或伤及身体。

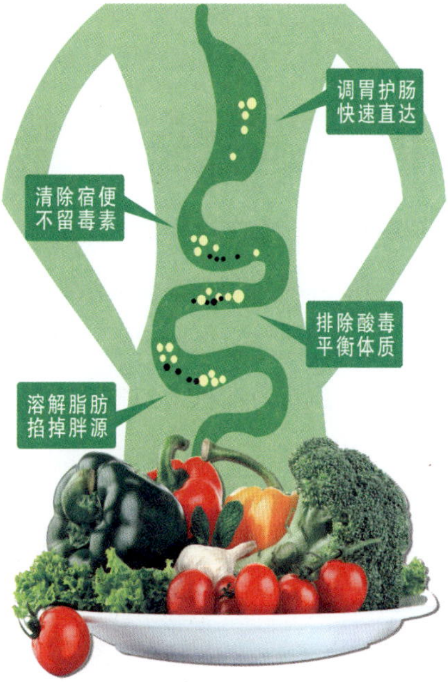

第一天：综合蔬菜汤，小米汤来进食，米汤要稀，不要太稠。米汤的功用是让胃恢复工作而已，这时候任何东西都会吸收，太达营养不易消化会把胃弄坏掉。

第二天：与第一天相同外，可加少许糙米稀饭、蔬菜泥。

第三天：与第二天相同，摄取量可略为增加，午餐可加少量水煮白菜。

第四天：逐渐恢复正常饮食，以摄取清淡饮食为主，但不能一次吃太多。

温馨提示

比较健康的人每月实施一次48h酵素净食断毒比较适宜，若身体亚健康者，则可以每周实施一次酵素净食断毒，帮助会比较大。

三日苹果减肥法

现代人多半营养过剩，易造成肝、肾的负担，同时因排泄不够彻底，大肠残留许多废物，于是产生体重过胖或青春痘、黑斑、皮肤过敏等等的身体异常现象。

若将大肠内的老旧宿便清除掉，就必须靠“节食疗法”，一般人碍于时间无法实施断食，但靠吃苹果的半断食法，却是任何人均可轻易进行的。

苹果含有苹果酸、枸橼酸及酒石酸等，不仅能消除喉咙干渴，抑制心情烦躁，同时能强化肠胃、抑制下痢、解热消毒、消化积食，特别是其中的枸橼酸，能促进体内的脂肪被消化、分解。

假如在三日苹果减肥期间，能再配合鱼腥草茶（一天至少喝1200mL），那排泄体毒、减轻体重的效果一定更好。

若要做得谨慎，可比照断食的三个阶段做法（减食、断食、复食三阶段，连续做9天才算是一个完整的疗程）：

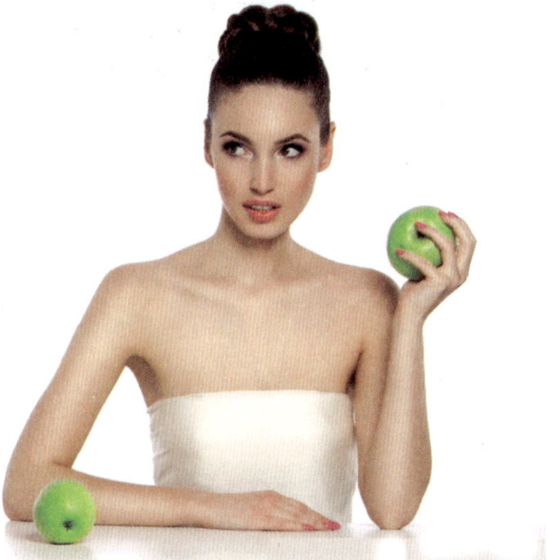

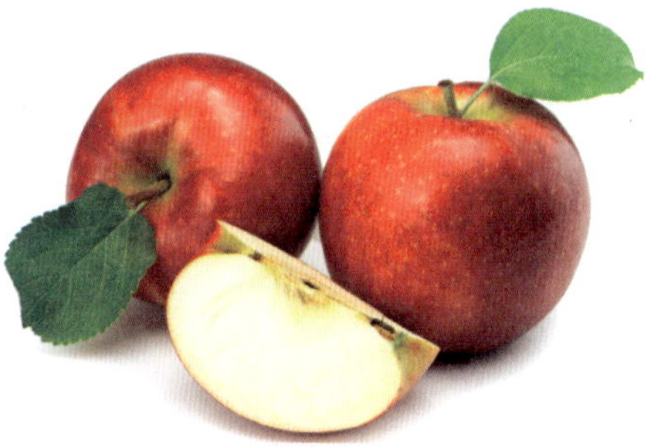

第一阶段：减食阶段（建议安排在星期二~四，共三天）				
日程	三餐内容	食量	饮料	每日应做的功课
星期二	昔日正常餐	七分饱	鱼腥草茶	干刷、刮舌苔、发汗运动
星期三	昔日正常餐	六分饱	鱼腥草茶	干刷、刮舌苔、发汗运动
星期四	昔日正常餐	五分饱	鱼腥草茶	干刷、刮舌苔、发汗运动

注：

（1）干刷：用天然丝瓜络，先以温水泡软后，不沾肥皂，在洗澡之前刷全身的皮肤，但要避开伤口、肿瘤部位与脸上皮肤，直到皮肤泛红，但不应感觉痛为止。干刷有三方面帮助，改善血液循环、加速新陈代谢及促进免疫细胞活化。

（2）刮舌苔：用小汤匙轻刮舌头表面上的舌苔，早晚各一次。

（3）发汗运动：全身关节均要充分运动，心跳每分钟100~120次，直到全身微微出汗。

第二阶段：三日苹果减肥阶段（建议安排在星期五、六、日，共三天）				
日程	三餐内容	食量	饮料	每日应做的功课
星期五	苹果	3~5个/天	鱼腥草茶	干刷、刮舌苔、发汗运动、自我灌肠
星期六	苹果	3~5个/天	鱼腥草茶	干刷、刮舌苔、发汗运动、自我灌肠
星期日	苹果	3~5个/天	鱼腥草茶	干刷、刮舌苔、发汗运动、自我灌肠

特别注意

星期日的晚餐之后（约20:00~21:00）要喝两汤匙食用橄榄油，然后配饮250mL的温开水，橄榄油可帮助肠道润滑及刺激肠道蠕动，让体内的毒素能大量排出体外。

若不敢喝橄榄油，也不敢做自我灌肠，可视个人体质用一种天然泻剂，如芦荟汁、番泻叶茶、牛蒡三汁、大黄汤或泻盐水等，主要目的在帮助身体清肠泄毒，若用到中药材，宜请教中医师比较安全。

第三阶段：三日低纤维食物减肥阶段（建议安排在星期一~三，共三天）				
日程	三餐内容	食量	饮料	每日应做的功课
星期一	低纤维食物	五分饱	鱼腥草茶	干刷、刮舌苔、发汗运动
星期二	低纤维食物	六分饱	鱼腥草茶	干刷、刮舌苔、发汗运动
星期三	低纤维食物	七分饱	鱼腥草茶	干刷、刮舌苔、发汗运动

特别注意：

（1）星期一的早餐之前（约6：00~7：00）也要喝两汤匙的食用橄榄油，然后配饮250mL的温开水，亦可在此时做自我灌肠，只要排出大量废物，橄榄油便可省略不喝。

（2）低纤维食物举例：木瓜泥、糙米浓汤、蔬菜泥、精力汤、燕麦粥、糙米稀饭、煮烂的蔬菜、豆腐、豆皮。

（3）每日食物均要细嚼慢咽，即每口食物在口中咀嚼20次才吞咽。

只要每个月能选9天做一次三日苹果减肥，不仅体重能降3kg左右，特别是皮肤病，如富贵手、湿疹等会明显改善，若持续做了3次以上，脸上的皮肤一定会变得细腻洁白，但每做完一次三日苹果减肥后，最好要间隔30天才能再做第二次。

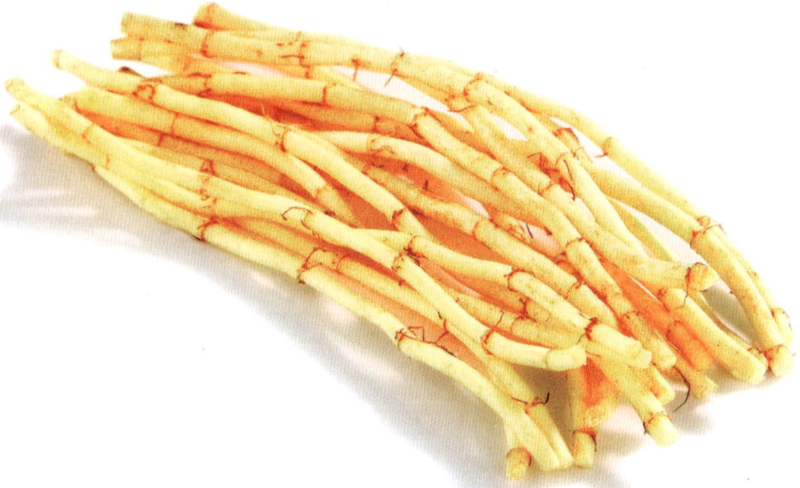

血液排毒疗法

巴德维医生

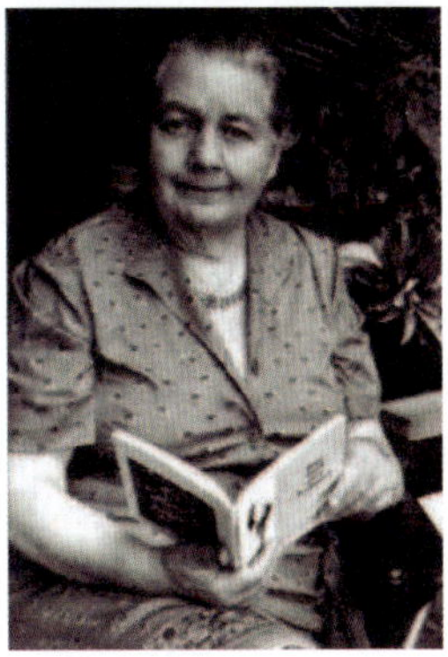

巴德维医生（Dr.Joanna Budwig）是德国最杰出的生化学家。1951年，巴德维医生发明了神奇的治癌防癌方法，在几十年中治愈了无数被认为无法医治的慢性病及癌患者，因此她的方法被誉称为巴德维疗法。巴德维疗法崇尚自然、纯净、无污染，抵制化学方法，用天然食品达到康复的目的。但她的疗法给了世人美好的生活期望，为人类做出了杰出的贡献，她的功绩是无法抹杀的。

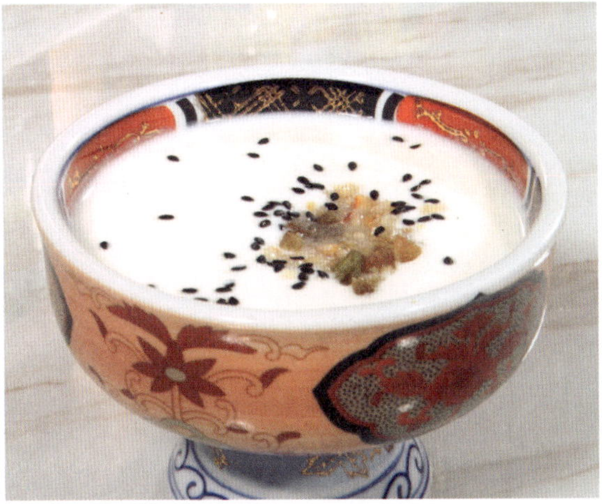

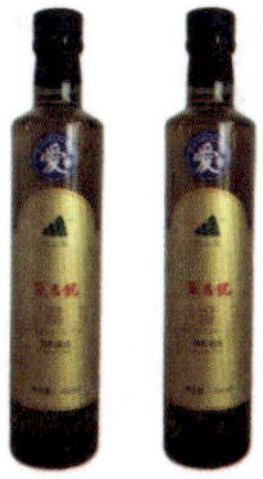

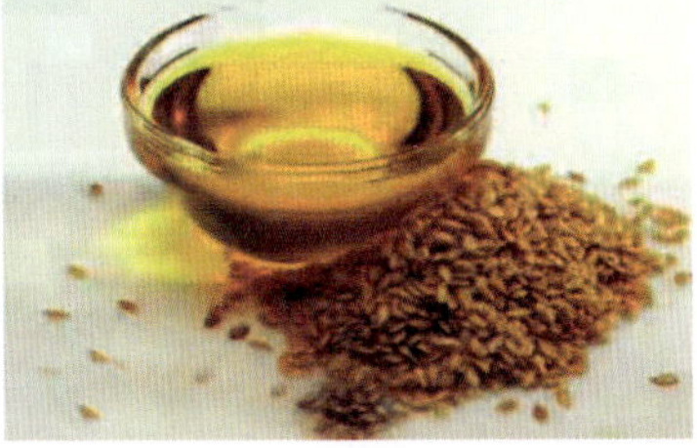

郑重提示

如必须用有机、新鲜、低温萃取的亚麻油和无添加酸奶。

巴德维疗法

巴德维疗法——**亚麻籽油与硫**系蛋白质排除**血液中的毒素**。

做法 你只需要把一杯有机（一定要不含防腐剂）低脂乡村奶酪（即无添加的酸奶或自制酸奶），加上2~5汤匙的有机亚麻籽油，搅匀（直到看不到油迹为止）就行。亚麻籽油和乡村奶酪必须搅拌混合均匀再食用才会有效。它们相互作用保健的功能。

巴德维疗法可以预防治疗的疾病

慢性病、癌症、动脉硬化、中风、心血管梗死、心律不规则、肝退化、支气管哮喘、肠胃不适、胃溃疡（中和胃酸）、前列腺肥大、关节炎、湿疹以及各种皮肤病、老人病（改善各种常见的病痛）、脑（增加活力）、免疫系统失常（多发性硬化，狼疮等）。

净化人体血液

可以使用有机日晒生坚果（不包括花生），作为巴德维什锦餐中的乡村奶酪的替代品。因其中硫系蛋白质含量很高。将坚果，时令有机蔬果和亚麻籽粉用料理机打成糊状，冷却至40℃以下，加入亚麻籽油搅拌均匀即可食用。这样的混合，听起来很怪。不过，巴德维医生说，由于城市生活中，普通人的饮食都缺乏α-亚麻酸即Omega-3，导致氧化酶（Oxydase）的产生，引起癌症细胞的成长，这同时也是许多其他慢性病的导因。亚麻籽油通过与硫系蛋白质的结合成水溶性脂蛋白，可以提高身体对氧气的运送和使用，是消灭癌细胞的最佳途径之一。

第四节 人体内脏六大器官排毒时间表

人体内脏六大排毒器官与理想食物

排毒器官	功 能	理想食物
肝脏	肝是人体最主要的解毒器官，有毒物质经过肝脏的解毒酵素，经作用后变成尿液或粪便排出，若肝脏无法正常运作，身体就会有大部分的毒素无法清除	蛋、胡萝卜、深绿色蔬菜、柿子、柚子、柳橙、木瓜、芒果、全谷类、豆类、奶类
肠胃	食物通过肠胃，剩下的废弃物则会以粪便的形式排出，如果消化不良或是便秘，则会造成毒素的累积，长期毒素的累积会引发疾病	菠菜、高丽菜、芹菜、山药、胡萝卜、豌豆、香蕉、奇异果、葡萄柚
淋巴	淋巴是人体免疫系统主轴，对于已经无用或死亡的细胞会经由淋巴管排出毒物或过滤毒素，并由血液运送到身体各器官以排出体外	香菇、草菇、鲍鱼菇、西红柿、番石榴、柳橙、草莓、奇异果、木瓜
皮肤	皮肤可排出带有乳酸及尿素的汗水，若能搭配运动排汗，更可促进排出体内毒素	西红柿、番石榴、柳橙、草莓、奇异果、木瓜、柠檬、全谷类、杏仁、南瓜子、腰果
肾脏	肾脏是排毒的重要器官，也相当脆弱，只要是饮食习惯不佳或是受到感染，都会影响肾脏的排毒功能。此外，每天喝足够的水有助于肾脏的排毒	冬瓜、番薯、山药、枣子、西瓜、木瓜
肺脏	肺脏是人体最容易积存毒素的器官，空气中的微尘及有害气体经由呼吸进入肺脏，肺脏则经由呼出二氧化碳来排出这些毒素	西红柿、草莓、奇异果、柠檬、柳橙、胡萝卜、番薯、木瓜、茼蒿、油菜、菠菜、韭菜

六大器官排毒时间表

排毒器官	排毒时间	作　法
淋巴	21：00~23：00	适合听音乐放松心情，以利免疫系统有效运作
皮肤	22：00~02：00	此为皮肤的新陈代谢功能最强的时间
肝脏	23：00~01：00	肝脏的排毒需在睡眠中进行，这段时间需进入熟睡状态
胆	01：00~03：00	胆排毒也需要在熟睡中才会进行
肺脏	03：00~05：00	肺排毒时间，配合咳嗽动作更有利于排毒
大肠	05：00~07：00	大肠排毒时间，最好在维持每天固定此刻排便
小肠	07：00~09：00	小肠吸收营养最佳时间，这段时间吃早餐最好

以下推荐几种保健小方法，在台湾地区很多人用。

干刷

干刷是日常保健简便有效的方法，只要到杂货店买一条长的天然丝瓜络，先剪下一截约7cm长短，以适合手掌握持，用短丝瓜络来刷四肢胸腹，剪剩的长条丝瓜则用来刷后背。

首先将短丝瓜络用水泡软，再将多余的水甩干，不沾肥皂，由脚底开始，顺着脚、小腿、大腿、腹、臀、腰、胸、手掌、手臂、肩膀、颈、耳的顺序往上刷，刷时均朝向心脏的部位，如脚部朝上刷、颈部朝下刷。刷后背时改用长条丝瓜络，方法是双手握持长丝瓜络的两端，用力反复地刷，不必讲究方向。

干刷时要避开新伤口、肿瘤部位及脸部，刷时用力适当，直至皮肤泛红，不可刷到痛，这样代表血液循环已改善了。干刷亦能将全身皮肤毛细孔的废物刷除，使毛细孔畅通，皮肤底层的废物便源源不断地排泄出来，此即加速了新陈代谢。干刷也是一种全身皮肤的按摩，按摩的目的是活化细胞，当干刷后皮肤下层的组织细胞（包括免疫性细胞）便因受到刺激而开始活络起来，进入血液循环，进一步发展为网状细胞（强化了免疫的功能，开始攻击、吞噬那些不良的病毒、细菌、坏细胞、坏组织），提升了人体的抵抗力，达到防癌保健的效果。

干刷后毛细孔张开，此刻有高血压倾向的人不可泡热水澡，应以淋浴或温水澡较适宜，否则一经热水浸泡恐导致血压突然上升，容易发生意外。

干刷不仅能改善血液循环、加速新陈代谢、增强免疫系统，且干刷之后通体舒畅，快乐似神仙，晚上会睡得特别香甜。

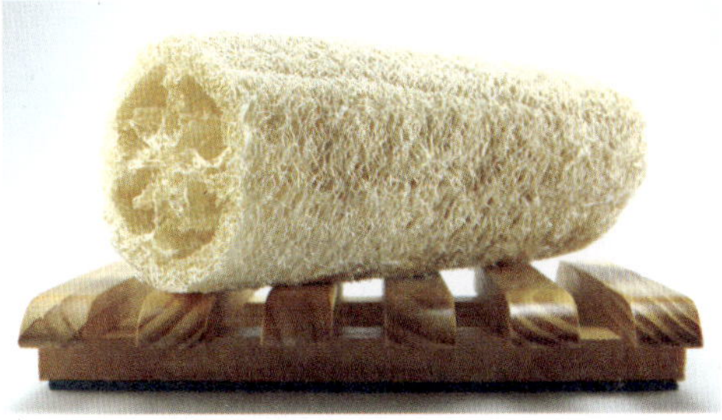

为了提高抵抗力，维护健康，建议你天天干刷，日日享受那种通体舒畅的快感。

刮舌苔

舌苔是一种混合口腔细菌代谢物、黏膜细胞剥落物、食物残渣等的苔状物，附着于舌头表面。

舌苔颜色有白、黄、灰、黑、褐等，正常人舌头应属“淡红舌质、薄白舌苔”。

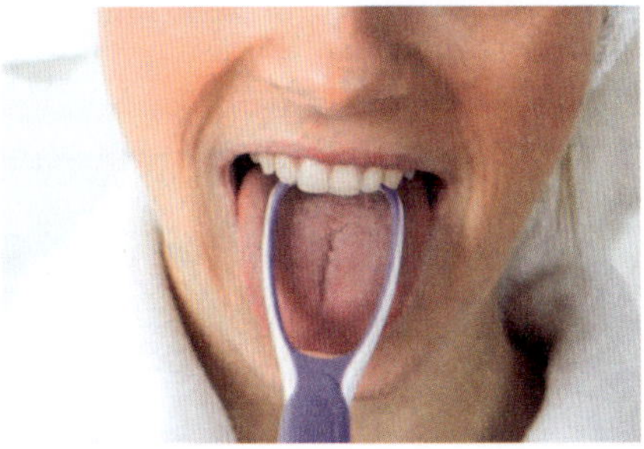

一般而言，舌苔由薄而厚、由少而多，即表示邪气逐渐变盛，病发持续进行中。若是舌苔由厚变薄、由多变少，则表示正气逐渐恢复，病变逐渐地消退。

从舌苔颜色可察知病况：

（1）浊白舌苔：显示患有便秘或他他肠胃疾病。

（2）暗褐舌苔：显示患有严重胃炎，舌头表面已被真菌（念珠菌类）感染。

（3）黑色舌苔：显示热极病重，通常是因抗生素服用过量所引发。

（4）舌苔干燥剥落：显示体内营养严重缺乏。

（5）舌面光滑鲜红无苔：显示患有恶性贫血。

总而言之，舌苔是新陈代谢的“废积物”，再将它吞入体内实无用处，严重的腐腻苔、霉酱苔更是充满各种细菌与毒素，应避免再进体内循环，否则只有增加肝、肾的负担，对病情有害无益。

故每天早晨刷牙与晚上睡觉之前，均应使用小汤匙或专用的刮舌板，伸进口腔，由舌根处轻轻往前刮除舌苔，这个动作用力要轻，不要伤到舌头，刮舌苔后再刷牙对健康的维护是相当有帮助的。

热水泡脚

热水泡脚目的

热水泡脚主要有两个目的：（1）逼汗排毒；（2）帮助睡眠。

★泡脚的程序

（1）准备一个高桶，水要高过小腿以上接近膝盖，桶底放两个高尔夫球或是二个圆石头以便进行脚底按摩。

（2）准备一块老姜（大约手掌大小），洗净切碎，粗盐两汤匙（约30g），二者放入大锅，加水滚后小火煮30min，煮好后先趁热装一壶放起来，其他的姜汤倒入桶中，再加冷水，将温度调到42℃左右，然后人坐在椅子，双脚泡入热姜汤中，一边泡脚，一边踩高尔夫球，踩的时候要故意踩在痛点上，故意用力踩压痛的部位，进行脚底按摩；热水泡脚时血管会膨胀，血液循环会加快，在血管膨胀的时候，进行热水泡脚与脚底按摩，是排毒效果最好的；泡脚30min的过程中如果水温下降，要将那备用一壶的热姜汤倒入，保持水温在42℃左右。只要泡30min一定会冒汗，刚开始流汗时，汗不会有味道，大约连续泡一星期，体内毒素会随汗从皮肤排出，而出现汗臭，这是排毒的可喜现象，不必担心。泡脚后一定要喝1杯温开水或特殊饮料（如淡盐水或其他对症饮料300mL）。

排汗的目的

清除体内毒素：流汗是一种可以快速排除身体毒素的捷径，新陈代谢所产生的废物毒素能透过流汗而排出。尤其当人体的肾脏功能衰弱时，排尿不顺，体内毒素就要多靠流汗来排除。流汗能排出体内的毒素及废物，减轻肾脏负担，可防止酸中毒，避免病情恶化。

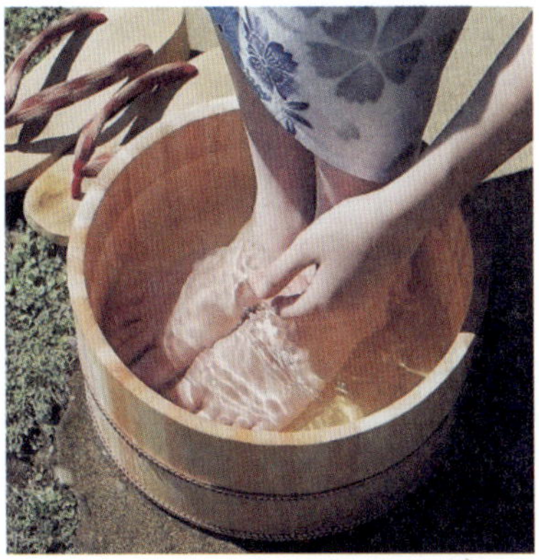

减轻症状：如感冒、发烧、头痛、风湿等，都可借由流汗来促进血液循环，加速新陈代谢，而激发自愈能力，使症状减轻，早日恢复健康。

★特效的发汗验方

1. 红糖姜泥汤

【材料】生姜一块、红糖15g。

【作法】将生姜洗净，磨出姜泥1匙（约15g），加水3碗（750mL），滚后小火再煮5min，加入红糖拌匀使溶化，滤渣即可趁热饮用，饮后卧床盖上厚被发汗。

【功能】发汗、排毒。

2. 萝卜青葱姜汤

【材料】白萝卜一个、青葱3根、生姜三片、水750mL。

【作法】先将材料洗净切碎，与生姜一起放入锅内，加水大火煮滚小火续煮20min，滤渣即可饮用。每日一次，分两次温热饮用，饮后卧床盖上厚被逼汗。

【功能】散寒、发汗、排毒。适用于感冒初起，畏寒、发热、无汗者。

★发汗的注意事项

（1）任何一种发汗排毒疗法都应先喝一杯温开水300mL，并准备好一杯淡盐水（粗盐2g，释于温开水300mL），排汗后便要饮用，以防流汗过多导致电解质失衡，而造成虚弱。若有高血压或肾病、水肿患者，不可喝淡盐水，只可喝温开水。

（2）泡脚时，一定要注意水的温度，以免不慎烫伤。

（3）热水泡脚时，不要吹电风扇，更不可开冷气，而且窗户要紧闭，愈是闷热愈能帮助流汗，但有汗就要立刻用毛巾擦拭，以免不慎遭到风吹而感冒。

（4）发汗后绝对不能立即到通风处或寒凉处，应用干毛巾将汗擦干，待无汗后再出门，以免受寒感冒。

（5）采用任何一种发汗排毒法，都不能使身体出汗过多。因为排汗过多，代表体液过度流失，体内的电解质会失去平衡，发生虚脱现象，严重时会使人晕倒，故一定要适当控制流汗量，并非流汗愈多愈好。

郑重提示

泡脚应在睡前两小时进行，太晚泡脚容易兴奋不易入眠。

清肠（灌肠）

做清肠的原因

肠道是人体的第一道保护屏障，人体的毒素90%是由肠道产生的，大肠（医学称结肠）是长约1.5m，直径6.3cm的消化器官，平均每3~5cm就有一个弯折，可谓千折百皱。由于特殊的生理结构，即使每天排便，也总会有粪便残渣滞留在肠壁上，日积月累，在高温和细菌的作用下，发酵腐败，形成恶臭。有毒的，硬石状宿便，在人体内积存，平均可达6.5kg。这些宿便腐败之后形成有害物质，被肠道吸收后引起“自身中毒”，人体就会发生疾病，衰老和免疫力低下。而今，人们吃的食物大多是非绿色食物，即便一天排一次大便，也不能保证健康能高枕无忧。所以清肠是十分必要的。

清肠对人体的好处

清肠养生是当今国际流行的彻底排除人体毒素的保健、养生方法。能彻底消除肠道功能紊乱、菌群失调、便秘、腹泻，引起的皮肤长斑、长痘、暗疮、面色晦暗、毛孔粗大，以及腹部肥胖、高血压、关节痛、失眠、记忆力减退、免疫力下降等症状。并能有效的预防癌症的发生，清肠养生的科学性和实效性已经得到医学界和养生界的一致认可。

哪些人需要清肠

（1）亚健康：便秘、发烧、感冒、消化不良、肥胖、头痛，头晕等。

（2）慢性病：痛风、胃炎、四高、各种增生、息肉、结石、肿瘤。

（3）皮肤病：皮肤粗糙、过敏、长斑、长痘、酒糟鼻。

（4）妇科、男科疾病（如白带增多、前列腺问题等）。

（5）其他问题。

宋美龄的养生秘诀

肠疗在中国并非新鲜，在古代，道家学派就极力推荐肠道水疗。世纪老人宋美龄从年轻时开始，有一个与众不同的卫生习惯——清肠。数十年如一日。所以她的消化系统一直很好，从未患过消化道疾病，没有痔疮，而且永葆青春、美丽、健康容颜。

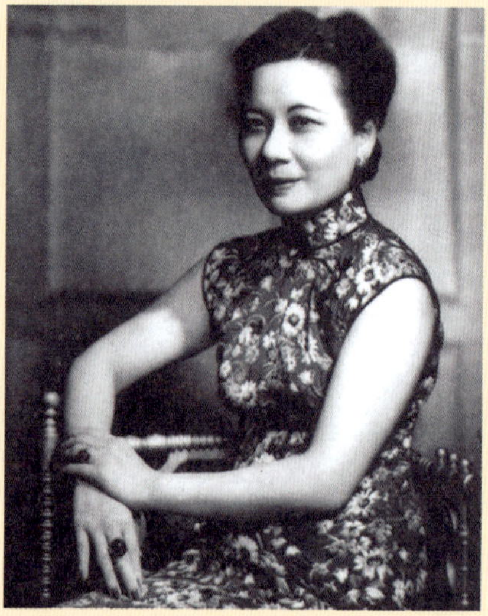

清肠（灌肠）的方法

（1）一次性灌肠袋、温开水、量杯、处方（青汁、咖啡）；

（2）用所选的灌肠处方灌肠（温开水、青汁、咖啡）；

（3）用调和制好的灌肠液体400~800mL灌入；

（4）灌肠液停留5~20min后排出停留时间长短根据个人而定；

（5）感觉排净后，再按同样方法再灌1次，液体可酌情减少；

提示

可停留时间长些再排便，以利于宿便的软化。

注意事项

（1）灌肠袋空气要排干净。

（2）灌肠液停留时间长短根据个人情况而定。

（3）灌肠液停留阶段多按摩腹部。

（4）保健每周清肠1~2次，疗病根据病情而定次数。

（5）溶液温度应在手背感觉舒适为宜。

温水灌肠法（温开水）

温开水3000mL。

青汁灌肠法（新鲜芽菜汁、麦草粉）

新鲜芽菜汁30~60mL、温开水2000mL。

天然抗生素，用于阻止有害菌生长繁衍。

咖啡灌肠法

磨制咖啡豆3大汤匙或有机速溶咖啡1茶匙、温开水2000mL。

沸水煮3min，然后小火慢煮12min，过滤晾凉。

它可以刺激肝脏使其去除毒素。采用这种灌肠法，要持续12min。

禁忌

以下症状者，严禁进行大肠水疗：

- 动脉瘤
- 严重痔疮
- 肛裂 / 肛漏
- 严重贫血
- 肝硬化
- 怀孕后期
- 肠癌
- 肾机能不足，肾功能不全等
- 近期（6个月）做过结肠手术
- 严重心脏病
- 腹疝

第6章 男女老少·孕食疗要诀

第一节　儿童与青少年食疗要诀

儿童脑部发育需要的营养

俗话说“三岁定八十”，其实脑部发育到13岁才完全成形及稳定，而在13岁，也就是在进入中学之前，孩子的脑部发育是不断持续地在进行。

人在出生时，脑部的重量仅有400g，到了6个月大时是800g，而到了7岁就达1400g，脑部发育到13岁就完全成型，因此要启发及刺激儿童的脑部发育，一定要趁早，因为3岁到12岁，亦即从接受幼儿教育到小学毕业，这十年是人类学习技能、吸收知识及强化逻辑推理的黄金时期。

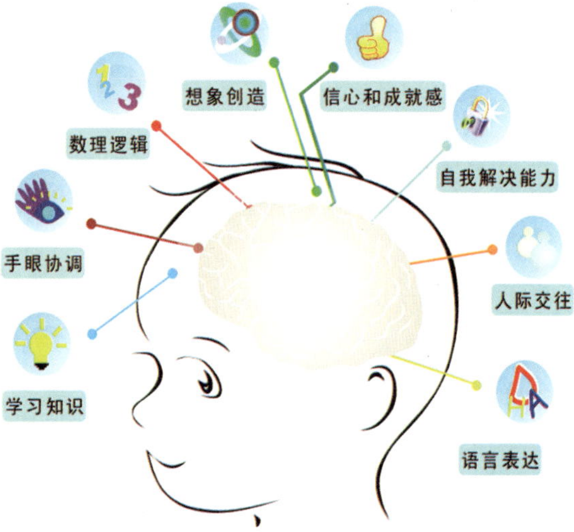

多元理论　八大智能（图解）

脑部的发展，会影响儿童的情绪、思考及学习能力，脑部若发展缓慢，学习力及反应力都必须给予更多的时间去辅助及刺激。若脑部发展快速，思考及学习能力则反应迅速。

儿童脑部发育的网络连结，需要均衡的饮食来促进良好的脑部发育。那么，儿童在脑部发展时期需要什么营养呢？

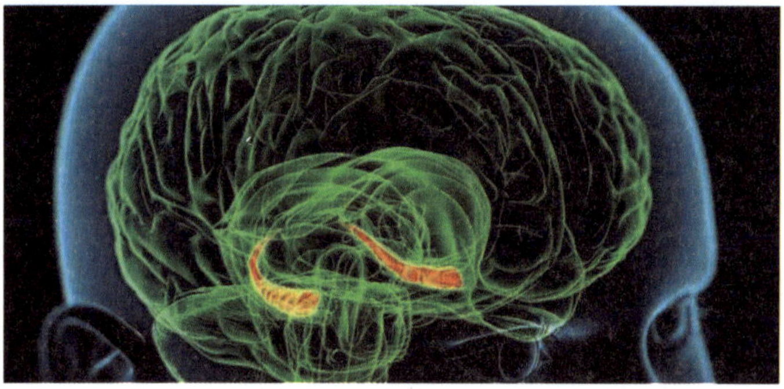

儿童脑部发育所需营养

营养成分	营养所需食物
维生素C	新鲜蔬果类食物，其功效可稳固脑神经细胞，活化脑部神经，增进智力的发展。青椒、葡萄柚、金橘、草莓、龙眼、橙子、柠檬、樱桃、甘蓝菜、小麦草、苜蓿芽、甜菜、花椰菜、菠菜、枣、苋菜、油菜、山楂、凤梨、白萝卜、西红柿、马铃薯、白菜、苹果、西瓜都含高维生素C
维生素E	具有抗老功效，让脑部时刻保持灵活及清醒，促进敏捷的思考能力。小麦胚芽、糖蜜、蛋、冷压植物油、马铃薯、豌豆、黄豆、甘蓝菜、菠菜皆含高维生素E
卵磷脂	多吃豆类、坚果、蛋黄、全麦等食物，可加强脑髓的发展，提高脑部活动的效率，减少脑部耗损
锌	智力成长需要锌元素，平时让小孩多补充小麦草、南瓜子、葵瓜子、草菇、酵母、黄豆、甜菜、麦麸、梨、豌豆、香菇、啤酒酵母等
糖类	多吃如米饭、面食等食物，可补充脑部活动时所消耗的葡萄糖，补充含糖类的食物可增加脑部的活力。以五谷杂粮及全麦为佳

孩子偏食怎么办?

1 孩子偏食，父母难辞其咎

现代孩子，偏食的情形很普遍，大都嗜吃重口味的肉食炸物，蔬菜吃得少，水果量也不够，至于水分，也没喝到每天该有的摄取量。陪伴这一代孩子长大的，是透过媒体大做广告的快餐汉堡、炸鸡、薯条、汽水、可乐，路边摊的盐酥鸡、香鸡排，以及便利商店里琳琅满目的泡面和零食……于是，孩子们不是营养不良、气色差，就是虚胖，健康状况一般，一遇细菌病毒来袭，大人就要伤脑筋。孩子因偏食造成的**健康危机**，最该负责任的是父母。

2 解决之道：从小生机饮食

对儿童而言，生机饮食有两大好处：

（1）可以改善因偏食造成的营养不均衡。

（2）从小养成清淡口味，避免习惯于重口味，可以预防成年后发生**慢性疾病**。

要让孩子接受生机饮食，父母必须以身作则，带头做起。因此，父母再忙，也要养成在家做饭的习惯。即使假日外食聚餐，也要先筛选餐厅、慎挑菜色。孩子若向往炸煎烤的快餐，不妨规定他们一个月只能吃一次，并且要**适量摄取**。

3 为孩子学做菜，很值得

用食物天然的诱人色彩，带孩子进入生机饮食的彩色世界，通常都有很好的效果，尤其当孩子还属婴幼儿时期的时候。不过，五颜六色的食物固然吸引孩子的目光，“好吃”还是最重要的。因此，为孩子料理三餐，父母需要多花一点心思，不妨适量配搭一些天然香辛食物，例如香菜、芹菜，孩子都会很喜欢。另外，多参考一些生机食谱，为孩子学做菜，做父母的会发现，这样的付出是非常值得的。

彩色食物孩子最喜欢 4

类别	名称	使用食材
副食	蔬果串	青椒、红甜椒、黄甜椒、凤梨、水梨、樱桃（或草莓）、西红柿（小粒）、奇异果
	三色椒百香果泡菜	百香果、红甜椒、黄甜椒、青椒、褐色碎冰糖
主食	黄豆糙米菜饭	黄豆、糙米、胡萝卜丁、芋头丁、马铃薯丁、凤梨丁、毛豆、青椒丁、香菜、豆皮丝、香菇丝、小芹菜末、萝卜干丁、高丽菜丝、玉米粒
	三色麻酱面	全麦面条、胡萝卜丝、小黄瓜丝、蛋皮丝
点心	西红柿凤梨果冻	西红柿、凤梨、柠檬汁、果冻粉、寡糖
	芝麻核桃全麦饼	全麦面粉、中筋面粉、芝麻粒、核桃(捣碎)、糖蜜、黑糖
饮料	草莓凤梨酸奶	草莓、凤梨、优格
	樱桃桂圆汤	樱桃、桂圆干、枸杞

七彩蔬果串，简单又讨好 5

孩子通常喜欢带甜味的水果，怕吃气味重的甜椒类蔬菜（包括绿色的青椒及红甜椒、黄甜椒等），如果将椒类蔬菜切成小方块，和其他五颜六色的水果以竹签串在一起，孩子通常会受到吸引，不知不觉就将一整串蔬果吃下去了，也摄取到非常丰富的营养（特别是酵素）。不过，父母在制作蔬果串时，需将不同颜色的蔬果灵活穿插。蔬果串一般是吃原味，不加任何调料，如果孩子较为挑嘴，也可自制蘸酱，孩子就会吃得很开心。蔬果串的蘸酱，可以用优格调百香果汁，或蜂蜜加点柠檬汁，或直接让孩子沾寡糖吃，都是十分健康美味的吃法。

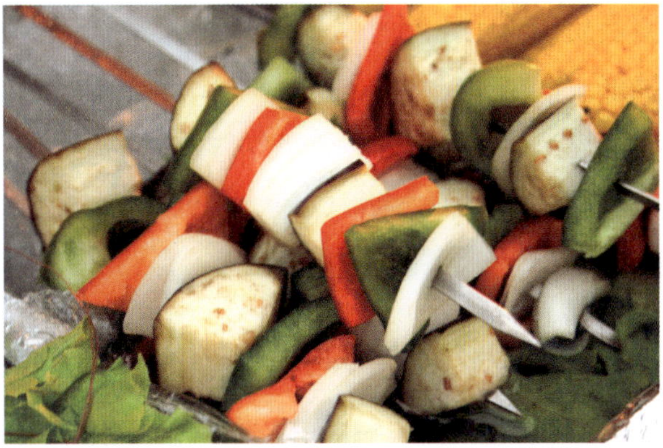

1. 功效

补充营养，防止便秘。

2. 材料

红色樱桃、西红柿(小粒)、红甜椒、黄色凤梨、黄甜椒、白色水梨、苹果、绿色奇异果、青椒各适量。

3. 做法

（1）所有食材洗净，除樱桃与西红柿外，其他全切成一样大小的方块；

（2）以烤肉用的长竹签，将食材串在一起，不同颜色隔开更好。

备注：切剩的不规则状食材，可打成精力汤。为提升口感，可酌加苹果、百香果汁，并以少许柠檬汁提味。

发育期青少年饮食方案

建立青少年生机饮食观念

在家长工作繁忙且饮食西化影响下，时下青少年的饮食多偏向高热量、高脂肪，于是造就了许多胖哥、胖妹。青少年因处于发育阶段，应着重于均衡摄取各类食物，以获得完整营养。研究表明，我国青少年摄取的蛋白质及脂肪比例过高，而钙、铁、维生素B1、B2、B6与叶酸有不足的情形。青少年受生理、心理与环境的影响，其饮食问题包括三餐不吃或乱吃；喜吃点心、快餐、含糖饮料；蔬果不吃或吃很少；节食减重观念不正确等。若能导正，灌输健康“生机饮食”观念，便能改正不良嗜好，维持健康体态，恢复活力与精神。

简易的食疗方法

（1）起床时可喝“菊花糖蜜水”300～500mL。

（2）早餐可吃：地瓜稀饭（搭配豆腐、什锦菜），喝杯精力汤。

（3）可自备水果或购买酸奶到学校当点心食用。

（4）晚餐可吃杂粮饭，搭配凉拌菜、五颜六色蔬菜、鱼类（采蒸、煮方式）。

（5）晚上8：00~8：30可吃盘综合时令水果。

（6）睡前可喝杯温牛奶或豆浆。

（7）日常饮料可选用无糖饮料或自制对症饮料，一天喝足2000mL。

青少年健康一般观点探讨

1. 长高——鹤立鸡群、高人一等

要想增高，应该多吃高优质蛋白质的食物，如：小麦胚芽、豆类、海

藻、蛋、牛奶、奶酪及深色蔬菜等。反之，糖分多，会阻碍钙质的吸收，影响骨骼的发育。盐也是增高的大敌，必须养成少盐的习惯。

2. 青春痘——只要青春不要痘

饮食宜清淡，应多吃寒凉性蔬菜水果，例如：绿豆芽、冬瓜、大白菜、小白菜、莴苣、西红柿、白萝卜、丝瓜、柚子、苹果、枇杷、桑葚、西瓜、空心菜、地瓜、无花果等，也可吃清热解毒的药草，例如：左手香、明日叶等。

3. 减重——只要头脑壮壮，不要身体胖胖

建议吃大麦片、薏仁、燕麦、莲藕、地瓜、绿豆、黑豆、大豆、蔬菜等。水果中则包括桃子、李子、柳橙等柑橘类。

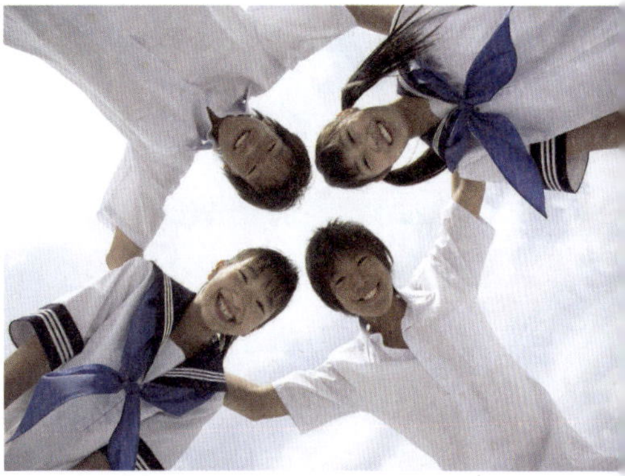

4. 加强记忆力——避免早也背晚也背、考试却忘光光

最佳增强记忆力的食物：蓝莓、草莓、深海鱼、全麦面包、菠菜、坚果类、鸡蛋、燕麦、南瓜（南瓜子）、豆腐、葡萄柚。这些食物都富含高抗氧化物质——维生素C、E，可帮助活化脑细胞、预防衰老、增加学习力。

5. 睡眠失调——课业压力大，年纪轻轻也失眠

应该多吃：

（1）能安定神经的菜，如金针菜、洋葱、百合、莲子等。

（2）含铜丰富的食物，如腰果、松子、豌豆、花生、扁豆、糖蜜、葡萄干等。

（3）含铁丰富的食物，如蛋、桂圆干、黑芝麻、大豆、黑豆、金针菜、芹菜、油菜、杏桃、李子、葡萄干、红枣、橘子、柚子、无花果、糖蜜、啤酒酵母、全谷类等。

（4）含有色胺酸的小米，均可以帮助入睡。

青少年对症食谱

问题	食 谱
长高	高钙酸奶、黑豆糙米芝麻奶、糖蜜柠檬水、壮骨精力汤
青春痘	高C果汁、苜宿芽生菜色拉、左手香柳橙汁、冬瓜薏仁糙米粥
减重	五汁饮、牛蒡菠萝汁、决明子消脂茶、银耳地瓜汤、西红柿优格饮
加强记忆力	五谷米壮骨饭、芋泥豆浆、银耳百合红枣汤、山竹哈密瓜汁
睡眠失调	酸枣仁金针菜汤、莲心桂圆汤、甘蔗小米粥、南瓜泡菜

推荐食谱

三宝水果色拉

奇异果、菠萝与西红柿富含维生素与纤维素。此外，这些食物都富含高酵素，可帮助分解蛋白质、脂肪，帮助消化、清除油腻感。三宝粉的辅助，可帮助发育中的青少年获得足够的营养，促进成长发育。

（1）功效

增进免疫力、提供丰富酵素。

（2）材料

西红柿（小粒）6 粒、菠萝150g、奇异果1 个、三宝粉（小麦胚芽、大豆卵磷脂、啤酒酵母）各5g、酸奶200mL。

（3）做法

①西红柿洗净去蒂，菠萝、奇异果均去皮切薄片；

②三宝粉与酸奶拌匀成蘸酱，所有材料拼盘即可趁鲜进食。

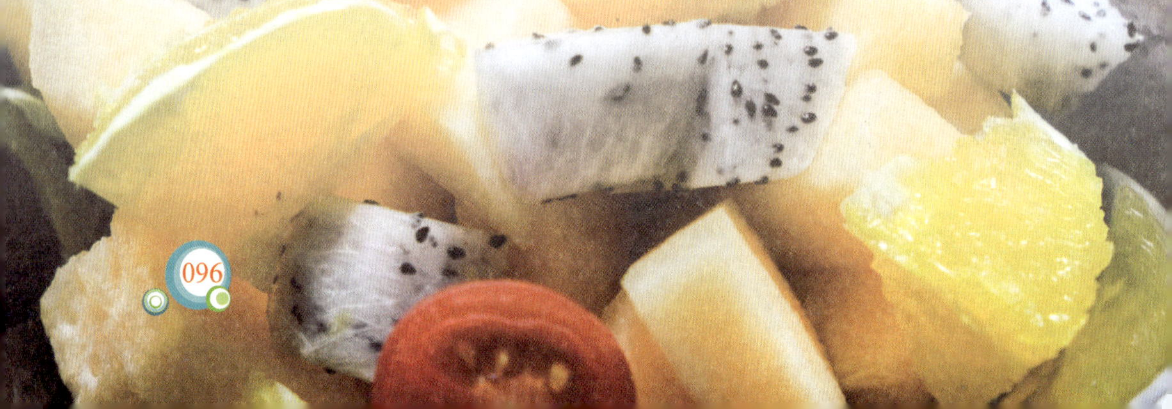

第二节 中老年人群——延缓衰老八大秘诀

人一旦步入中年，身体的机能便逐渐衰退，最容易显现的就是外表，**皱纹**的产生，肌肤失去弹性，骨骼变形而造成驼背等，其实衰老一定从体内开始，慢慢扩延到外观。此时营养的补充更要注意均衡，尤其是**钙质**，以防将来的骨质疏松，还要同时摄取维生素D，帮助钙质的吸收。为了避免**老年痴呆症**，平常要多吃大豆卵磷脂，因为卵磷脂富含**高磷**，可以活化脑细胞，促进脂肪的消化与吸收，同时又可以预防动脉硬化，减少心血管疾病。

衰老与**细胞的氧化**息息相关，当细胞过度氧化而产生太多的自由基，衰老的速度就会加快。为了推迟衰老的速度，平时要多摄取新鲜水果、蔬菜，增加活性的酵素，对抗体内过量的自由基。平常更要**多喝水**，加强利尿帮助排毒，净化血液，才能增强身体的抵抗力。

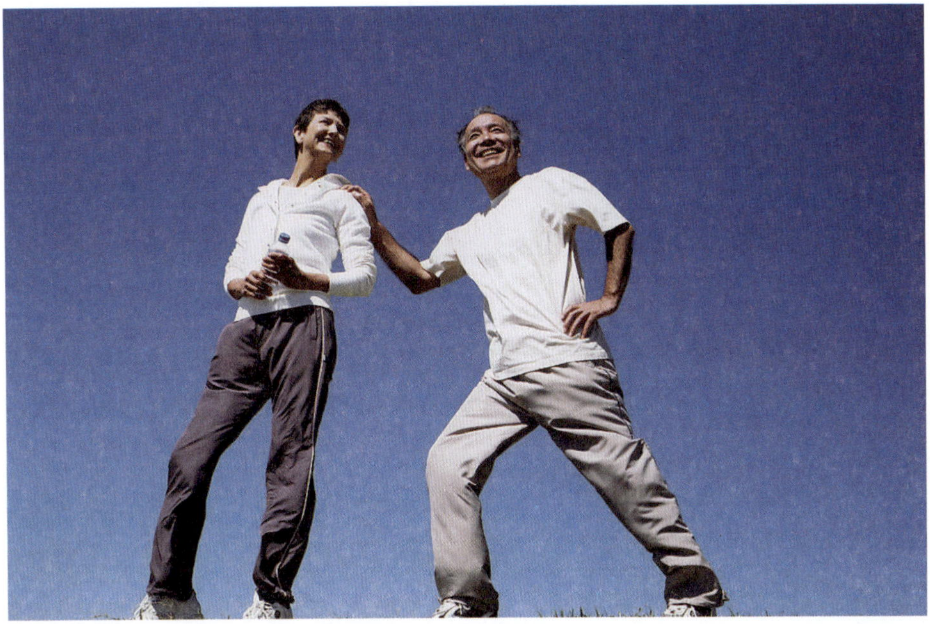

饮食原则

（1）宜多吃生鲜食物，如：精力汤、生菜沙拉、各种芽菜等。

（2）主食以全谷类为主，如糙米、薏仁、五谷杂粮、绿豆、地瓜等，有助于通便排毒。

（3）宜多吃富含维生素C的蔬果，如：香椿、甜椒、香菜、球茎甘蓝、奇异果、花椰菜、高丽菜芽、小麦草、苜蓿芽、草莓、香吉士、番石榴、木瓜、葡萄柚、金橘、柳橙、柠檬、柚子等。

（4）宜在洗澡前以天然的丝瓜布干刷身体。

（5）宜睡前**排便**，只要三餐多吃粗纤维与根茎类，就容易养成排便的习惯，不让粪便留存体内太久，以免产生细菌与恶气。

（6）养成早睡早起的习惯，如23：00前上床，隔天早晨6：00起床；充足的睡眠，有助于造血及体力的恢复。

（7）适当的运动，如打太极拳等。

（8）定期排便净体。

（9）定期补充营养补充品，如麦草制品、酵素、蓝藻、蜂王浆等。

（10）保持心情平和，淡然从容。

推荐食谱

凤梨苹果汁

1. 对症：

肾脏病、发育不良、便秘、耳鸣、帮助消化、增胖、静脉曲张、食欲不振、疝气、静脉曲张、帕金森氏症。

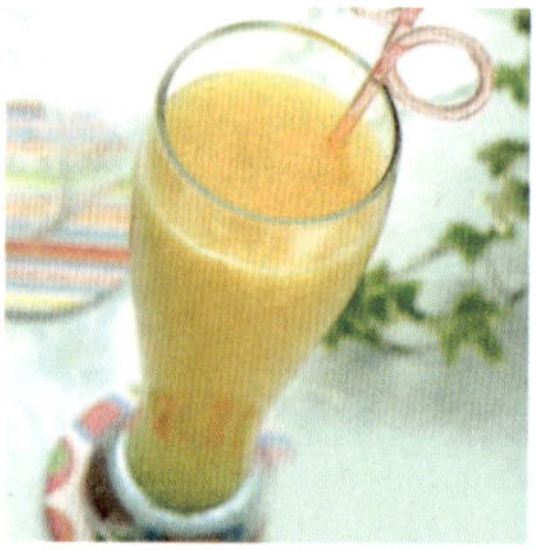

2. 材料：凤梨200g、苹果1个。

3. 做法：

（1）凤梨、苹果洗净去皮切块；

（2）二者以分离式榨汁机榨出原汁，充分拌匀即可饮用。

贴心小叮咛

（1）糖尿病、胃酸过多、胃肠溃疡忌食。

（2）喝6天停1天。

三合一蜂王浆

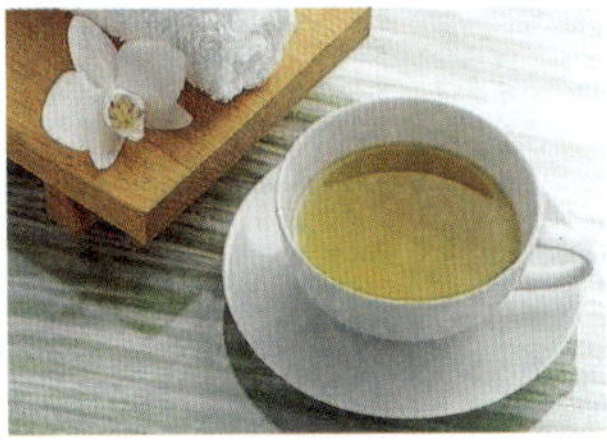

1. 对症：

甲状腺低下、月事不顺、贫血、更年期、白发、掉发。

2. 材料：蜂王浆3g、花粉8g、蜂蜜15mL。

3. 做法：

（1）花粉先用温开水300mL泡至颗粒完全溶解（约15min）。

（2）蜂王浆、蜂蜜再加入搅拌均匀，即可饮用。

贴心小叮咛

（1）低血压、胃癌、肾癌、膀胱癌、肝癌、心脏肿瘤、肺癌、头部肿瘤、鼻咽癌、皮肤癌、前列腺癌、乳癌、乳房纤维瘤、卵巢癌、子宫肌瘤、子宫颈癌、血糖偏高忌食。

（2）喝3天停1天。

（3）早餐及睡前。

（4）蜂王浆要冷冻，取用时不可用金属器具。

（5）任何肿瘤者皆不宜食用。

老年人健康长寿9大要领

中国已经步入老龄化社会，关爱老人的健康是全社会、每个家庭和子女义不容辞的责任。

老人健康很重要，老年人的饮食直接关系着老年人的寿命以及晚年身体质量。人进入60岁后，牙齿就会慢慢松动，咀嚼受到影响，易出现消化不良。并且，各种器官越来越老化，新陈代谢越来越缓慢。在这种情况下，老年人的饮食要多多注意才是。

（1）少吃多餐，少肉多素。一次吃的量少一些，一天可多吃几次，以保证营养。

（2）不渴也要喝水。由于生理变化的缘故，老年人即使出现脱水，也不会感到口渴。建议尽量选择特制的功能水或者温开水。如：鱼腥草红枣茶、艾草红枣茶、莲藕汤、黄耆红枣枸杞汤、牛蒡姜汤等。

（3）饭菜新鲜。剩饭剩菜容易导致营养缺乏，食物也容易变质。由于老年人嗅觉减退，有时难以闻出变质食物气味，因而容易食物中毒。建议饭菜最好现吃现做，不吃隔夜饭菜。

（4）细嚼慢咽。

（5）多增加新鲜蔬果的摄入，最好多喝果菜汁，补充酵素。如：高C果汁，红萝卜三宝汁，土豆苹果汁，五汁饮，净血蔬果汁，西红柿原汁等。

（6）多喝精力汤，容易消化吸收又营养全面。如：全效精力汤、高钙精力汤、回春精力汤、明目精力汤、保肝精力汤等。

（7）定期排毒。

（8）适量补充功能性食品。

（9）保持大便畅通。

如何用食物减压？

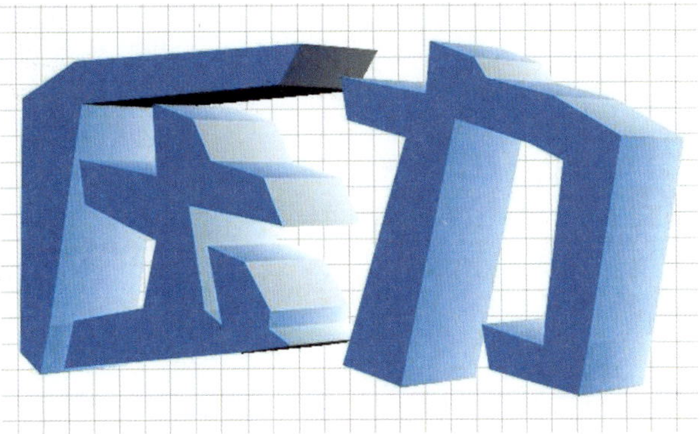

科技带来生活的便利，现代人看似比老祖宗来得幸福，其实生活却忙碌而紧张，充满着压力。对少数人而言，压力是进步的动力，大多数人却无法化压力为动力，而屈服于压力之下，产生各种身心障碍。在医学上，压力是一个重大的疾病元凶，许多病痛因压力而起，这时因压力会降低身体的免疫力，使我们容易感染、罹患各种疾病，包括：食欲不振、胃病、便秘、头痛、疲劳、失眠、糖尿病、和内分泌失调有关的妇科疾病，甚至癌症等。如何战胜压力，是现代人重要的健康课题。

学习舒压很重要

舒解压力最简单的一招，就是深呼吸（腹式呼吸），当感觉压力沉重时，随时可将身体放松，反复进行“吸—吸—呼”的深呼吸，不但可以减轻压力，还能调整阴阳，疏通经脉，增强免疫功能。“吸—吸—呼”方法是这样的：第一次自然呼吸，只吸不吐，第二次再以鼻子大力吸气，吸到不能吸为止，之后改用嘴巴慢慢吐气。

其他舒压的方式还包括：泡澡、按摩、听音乐、做伸展运动、休假、与朋友聊天等，正面思考也能有效舒解压力。

摄取高能量的舒压食物，亦有助于放松身心。

压力下必须补充的营养素

当人体承受压力时，必须特别注重营养，因为压力会消耗人体的一些重要营养素，如维生素B群、维生素C等；这是由于维生素B群可以维持神经系统的稳定，维生素C则可在压力引起的免疫低下时，预防细菌和滤过性病毒感染。强化免疫系统的锌和镁，也会在压力存在时大量流失，必须透过食物来补充。

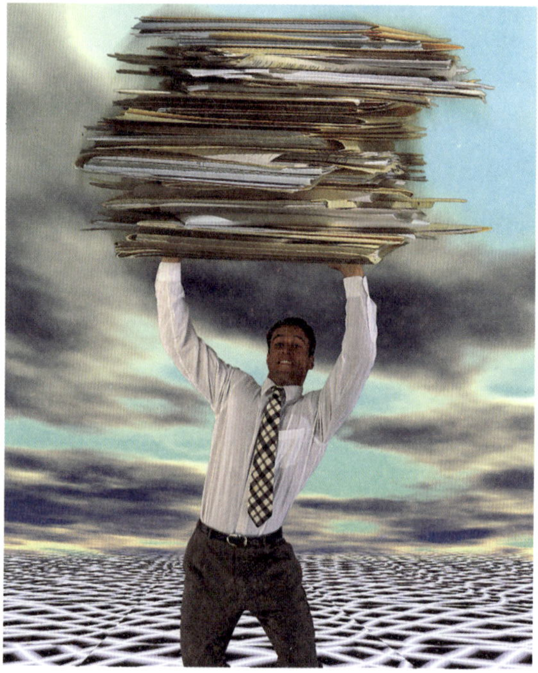

可舒压的食物

种　类	食物来源
复合性碳水化合物	全谷类、全麦面食
维生素B群	全谷类、酵母萃取物、坚果、种子、优格、鱼、豆荚、绿叶蔬菜
维生素	柳橙、奇异果、草莓、西红柿、柠檬、芭乐、青椒
矿物质“锌”	牡蛎、贝类、小麦胚芽、坚果、种子、南瓜
矿物质“镁”	坚果、种子、扁豆、豆荚、糙米、大麦、绿色蔬菜
对症饮料、果菜汁	好水、酸奶、新鲜蔬果汁、柠檬茶、洋甘菊茶

两餐之间喝“蓝藻酵素酸奶”，可以强化肝功能，舒压解郁。

用舒压饮食赶走压力

压力的造成，也来自于食物，像酒精、咖啡因都会促进压力荷尔蒙——肾上腺素的分泌；糖会使肾上腺过度消耗，导致烦躁易怒；盐也会增加肾上腺的负担；动物性蛋白食物则会升高脑中多巴胺和去甲肾上腺素的数值，使压力指数上升；在压力状态下，若食用上述食物，更如同雪上加霜，会使症状加剧。当压力来临，唯有对症食疗，才能使身心获得解放，回到原有的轻松自在。

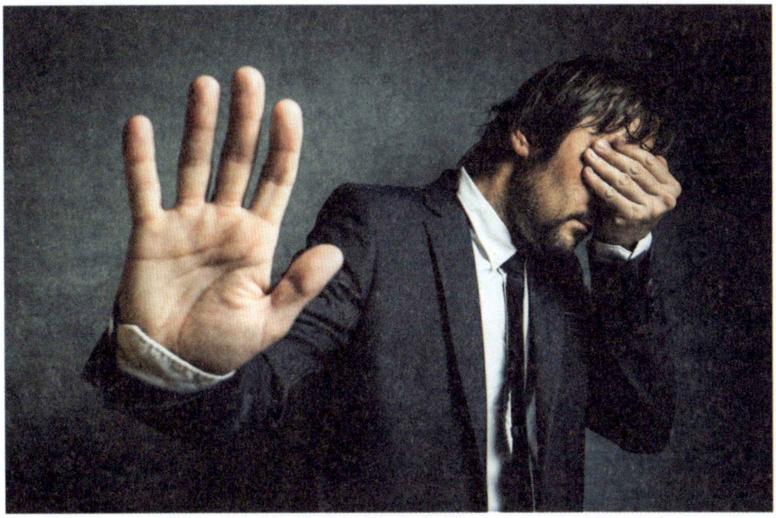

推荐食谱

蓝藻酵素酸奶

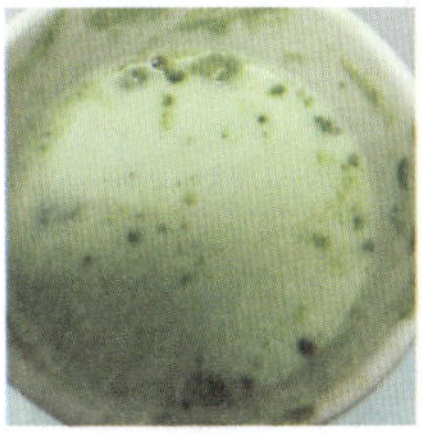

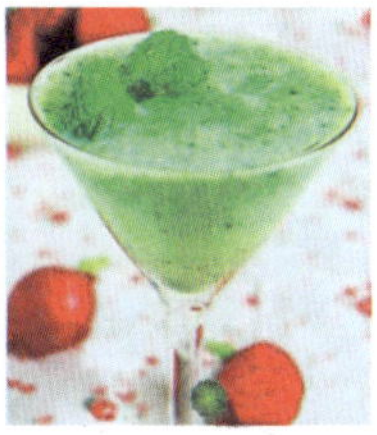

1. 功效：补充营养素，舒解压力。

2. 材料：优格200mL、蓝藻粉8g、酵素（液体的蔬果酵素）30mL。

3. 做法：三者充分拌匀，立即饮用。

第三节　孕产妇食疗要诀

准妈妈怎么吃？

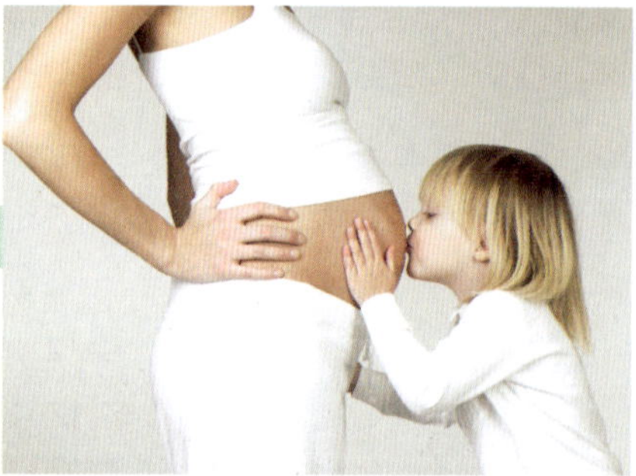

务必做到一人吃两人补

妇女自从怀孕的第一天开始，就担负着维护自己与宝宝健康的责任，因此饮食千万不能大意。在整个孕期中，要尽量食用没有农药残留的有机蔬果，否则也要使用蔬果专用的安全洗剂或臭氧设备加以处理。其他食物的选购也要留意，千万别让抗生素和重金属（如镉、汞、铅、砷等）随食物进入体内污染胎儿。加工食物也要拒绝往来，因为其中的防腐剂亚硝销盐会与某些食物（如鱼肉）中的胺类物质结合成致癌物质亚硝酸胺，经由胎盘移到胎儿身上，后果不堪设想。怀孕妇女善待自己，就等于善待宝宝，吃得健康，就能孕育出一个健康宝宝。

准妈妈的饮食原则

为了让母婴均安，母婴都健康，怀孕期间必须谨守以下饮食原则：

孕期	其他禁忌	饮食原则
怀孕初期	摄取寒凉性食物要多加生姜（姜丝或姜汁）、黑芝麻粉、小麦胚芽、啤酒酵母等偏热性食材	（1）忌食易导致流产的食物，如薏米、杏仁、山楂、黑木耳、海带、螃蟹、鳖等 （2）勿饲养猫咪。因猫咪会传染一种叫“弓形体病”的寄生虫，孕妇感染可能会造成胎儿先天性畸形或死亡
怀孕中期	多吃粗纤维食物以避免便秘	
怀孕后期	胎儿脑细胞发育快，需补充高质量的糖、蛋白质、多种维生素及钙、磷、铁等矿物质	

注意生活作息，实践生机饮食

女人怀孕是一件大事，家人（尤其是丈夫），应给予特别的关怀。怀孕期间，比较容易感到累，所以需要较长时间的睡眠，可能的话最好每天睡足8h，白天最好也能小睡片刻。睡眠时可将脚垫高或睡左侧，以促进血液回流，减轻肿胀。另外，天气即使再冷，也切忌使用电毯，以免电磁波造成胎儿骨骼缺陷甚至畸形。除了注意生活作息，实践“生机饮食”更能使妈妈保持健康美丽，让宝宝从在娘胎里，就赢在起跑点上。

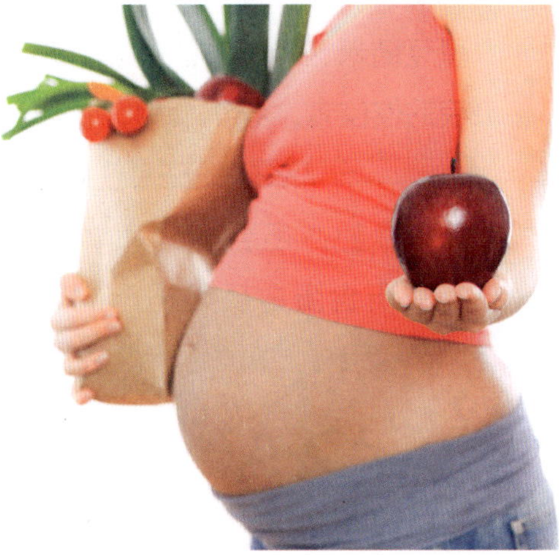

安胎饮食

时　间	饮食内容
起床时	三宝豆浆300~500mL
早餐	黑豆糙米芝麻奶＋全麦苜蓿芽三明治
上午10：00	补血酸奶
午餐	大豆糙米菜饭＋味增豆腐汤＋五颜六色泡菜
下午15：00	甘蔗姜汁
晚餐	补血杂粮粥＋苜蓿芽生菜色拉＋什锦熟菜
晚上20：00	水果
睡前	西洋参茶300mL
日常饮料	冬瓜红枣汤（或白木耳地瓜汤）

孕期最佳主食

黑豆糙米芝麻奶

妇女在怀孕期间，最需要摄取的是强化蛋白质的生机饮食餐，这道“黑豆糙米芝麻奶”堪称孕期最佳主食，因为所使用的三样食材都是五谷杂粮的佼佼者，经常食用，就无营养匮乏之虞。

1. 功效：滋补、安胎。

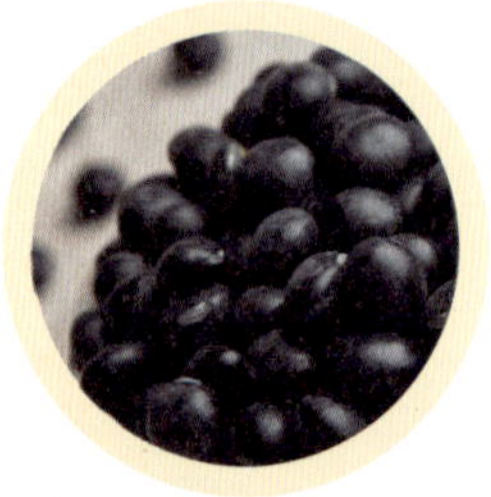

◆黑豆：所含蛋白质、脂肪、钙、磷、铁相当高，其所含蛋白质是稻米的7倍，钙是牛肉的35倍多。黑豆另含异黄酮类类物质，维生素矿物质也出奇的丰富。

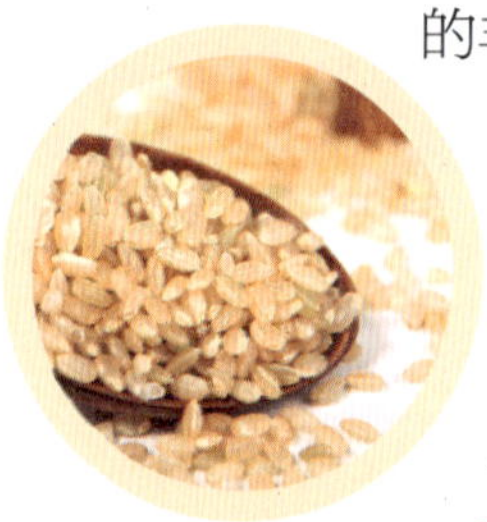

◆糙米：糙米的米糠与麸皮含有数十种人体健康所需的维生素、矿物质、氨基酸和纤维素，堪称营养素的宝库，所以是永远无法被取代的人类主食。

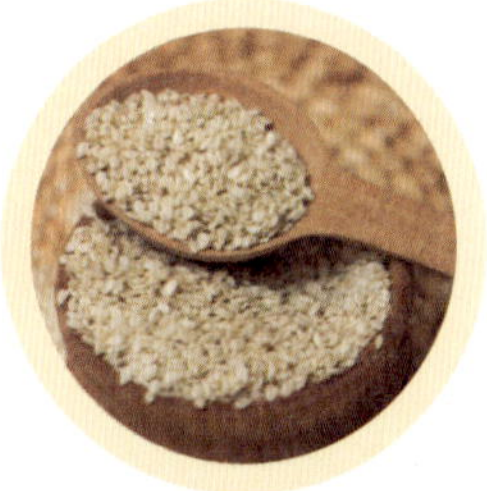

◆芝麻：芝麻所含钙质，是各类食物之冠，其他如蛋白质，维生素B1、E，尼克酸、磷、铁、胆碱等，也益常丰富。芝麻素更能抗氧化，保肝效果特佳。

2. 材料：黑豆20g、糙米60g、黑芝麻粒20g。

3. 做法：

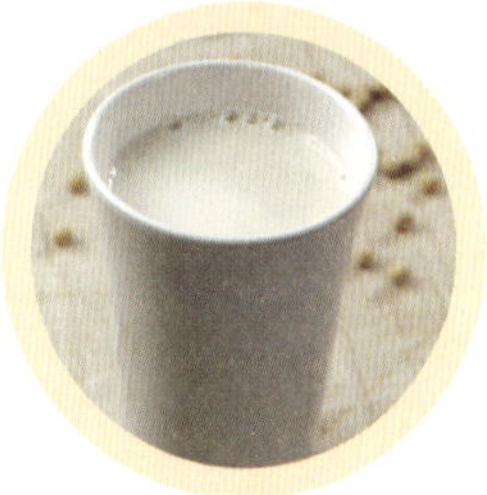

（1）所有材料洗净，加1500mL沸水浸泡60min后，以果汁机打成米浆；

（2）将已打好的米浆，放入电锅煮熟即可食用。

增加母乳的方法

在各项研究与医学新知的支持与证明下，妈妈们越来越了解母乳对于婴幼儿的重要性，因此母乳喂养孩子的妈妈也逐渐增多。时下妈妈们对于亲自哺乳这件事似乎不再羞涩，在公共场合可见妈妈慈爱地哺喂自己的孩子，从满足吸吮着母乳的小小脸庞，我们也似乎感染了幸福的氛围。

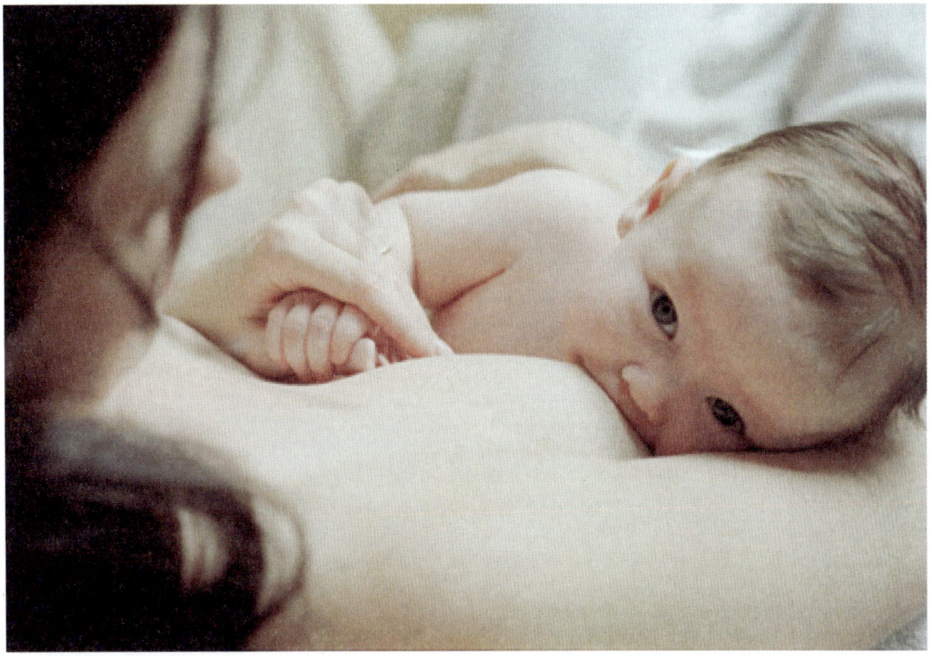

一些年轻妈妈因为想要鼓励母乳哺育，大方地在网络上分享自己的哺乳照片，获得网友一致赞赏，因而人气大增，也象征哺育母乳这件事也渐渐成了一种良好的社会风气。

其实，有研究证实，“婴儿吃母乳6个月，5岁的智商会多出11分”，喝母乳的好处再一次获得科学的佐证。母乳最好，这不只是一句口号，还是一个事实。

母乳的营养成分最符合宝宝成长需要

母乳是1岁前宝宝最营养、天然也最方便的食品，含有400多种营养素与50种免疫成分，具有抵抗细菌、病毒的功能，完全配合婴幼儿生长、发育、健康、营养、茁壮的需求，足以帮助宝宝成长。母乳也不需要经过加温、冲泡，即刻可饮用，是最方便又经济实惠的选择。母乳能提供孩子的能量、营养成分、免疫力来源以及各种成长所必需的物质，是其他食品所望尘莫及的，也难怪联合国儿童基金会与世界卫生组织都建议6个月内的宝宝需要全母乳，并呼吁妈妈持续哺育到2岁或2岁以上。

母乳是妈妈送给宝宝最美好的礼物

母乳的营养成分完全符合宝宝的每日需要，即使是最高级的人乳化配方奶也比不上。母乳含有极为丰富的营养，对宝宝益处很多。

成功喂母乳的十大条件

（1）所有医疗相关人员都应该随时掌握哺喂母乳的要诀。

（2）教导所有医疗相关人员哺喂母乳的优点和方法。

（3）倡导所有孕妇哺喂母乳的优点和方法。

（4）帮助产妇在30min内哺喂母乳。

（5）充分教导产妇如何喂奶，以及婴儿不在母亲身边时，让母乳持续分泌的方法。

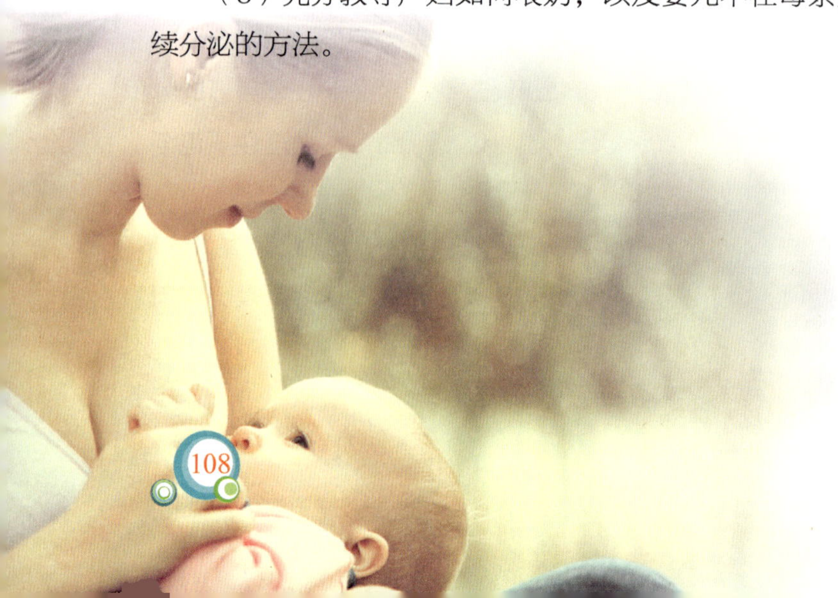

（6）除非医疗的需要，否则禁止喂食开水、糖水、配方奶等母乳以外一切的食物。

（7）鼓励母婴同室，让婴儿与母亲24h都在一起。

（8）鼓励产妇配合婴儿的需要哺喂母乳。

（9）禁止给婴儿塑胶奶瓶奶嘴与安抚奶嘴。

（10）组织哺喂母乳的支援医疗团队，并介绍这个团队给办理出院的产妇。

维持充沛的奶水

大家都说：“母乳最好！”想要有充沛的奶水，除了按摩之外，均衡丰富的营养及保持心情的愉悦等，都非常重要。

让奶水充沛的方法

（1）每天摄取充足的水分，例如：水、果汁、汤、牛奶等。

（2）每天保持轻松愉快的心情。

（3）维持充足的睡眠，即使是中午小睡一下也行。

（4）持续让宝宝吸吮乳房，保持刺激。

（5）宝宝吸吮剩下的母乳一定要挤出来保存。

（6）哺乳期间宜多摄取的食物：海带、绿黄色蔬菜、水果、起司、牛奶、鱼、蛋等。

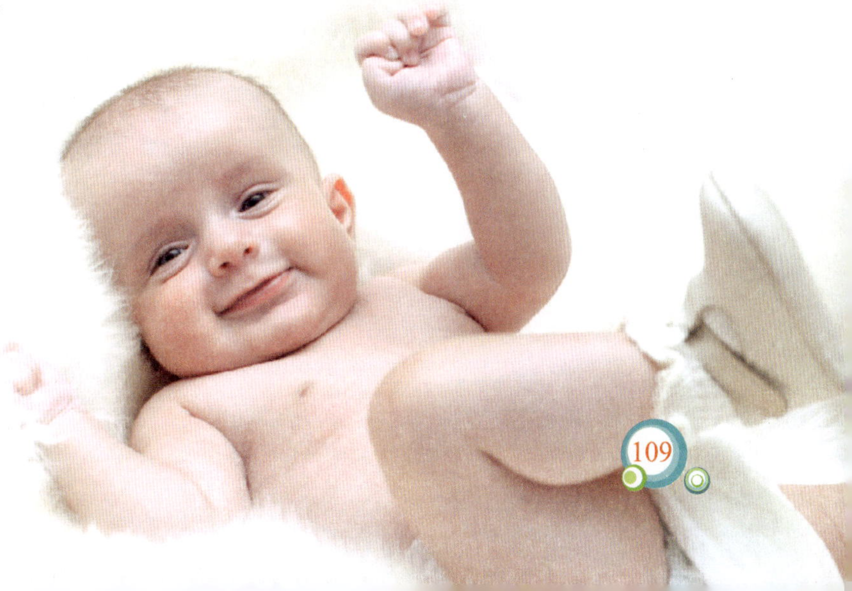

第四节　为您支招

在外吃饭怎么办?

外食是健康的一大陷阱

现代人生活匆忙，压力较大，在没有时间、没有心情又不善烹调的情况下，在家自己料理三餐的比率越来越低，大多数人都是选择外食，于是快餐店、自助餐厅、便利商店和路边摊都成了大家快速解决“肚子”问题的地方；当时间多一点、经费多一些时，也会约集三五好友，到大餐馆饱食一顿，或者到各种“吃到饱”的餐厅，只要菜色够多、口味够重，总是在座无虚席之外，门外还有客人大排长龙。外食是现代社会中一种“不得不”的饮食形态，但外食也是健康的一大陷阱。

食可也，但要有所为，有所不为

1. 到快餐店

只点生菜色拉、新鲜果汁和其他蒸煮食物，避免食用汉堡薯条和碳酸饮料。

2. 到自助餐厅

选择卫生条件较好、格调较高的餐厅，餐盘有遮盖，人们夹取食物时静默不语，以避免病菌随口沫散播。

3. 到点菜餐厅

点选现煮的面食、炒饭等，并请店家不放味精、少用调味料。

4. 到便利商店

购买包装完好、新鲜度高的轻食餐点，也可搭配茶叶蛋。

5.到路边摊

只选择设备干净、烹调清爽的摊子点餐，并避免点炸煎烤食物。

许多疾病是吃出来的

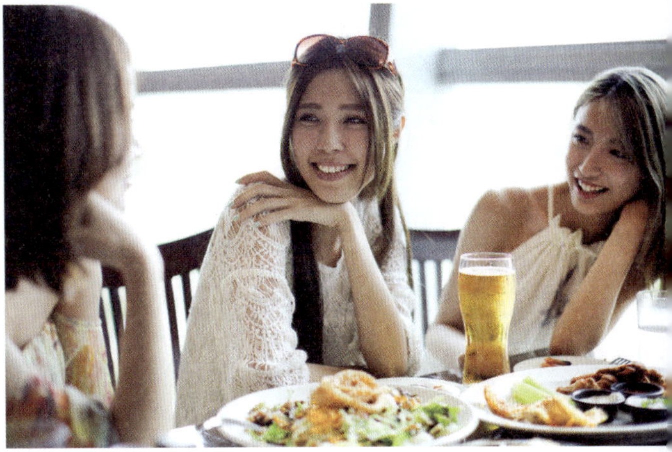

面对庞大的外食人口，为了能够争取到稳定的“老主顾”，甚至不断拓展客源，各餐厅莫不在“口感”的营造上竭尽所能。于是油、盐、糖、酱油、味精及其他调味料，店家都是各凭本事多多益善。外食族因此被训练得口味越来越重，各种食品毒素也就此被吃进肠胃之中，许多疾病（包括肥胖）就是这样吃出来的。外食既是许多现代人无法避免的饮食形态，有关外食的方式、形态与内容，就显得非常重要。

外食的形态、原则与内容

外食态型	采取食疗二分法，每周一、三、五吃全素，二、四、六、日素多荤少。荤食以深海鱼为主，偶尔吃点肉，尽量选蒸煮的
外食原则	避开炸、煎、烤的食物，点餐尽量做到“少油、少盐、少糖” 以“全餐”概念挑选食物，每天务必吃到全谷类、蔬菜类、海藻类、菇菌类及大豆制品
外食内容	每天固定三个时间吃水果，建议时间是：11时、17时和20时
其他重点	随身携带一个水壶，定时喝水，摄取每天所需的水分（原则上基本量是体重的千克数×40mL）
	（3）晚餐最好回家自理

一日三餐怎么吃不生病

根据研究，不吃早餐不仅会让记忆力变差，严重影响学习效果，还会导致发胖。据调查显示，上班族天天吃早餐者不到50%，而将近15%的上班族，甚至一个星期有超过四天没吃早餐。不吃早餐的原因，不外乎起床太晚、赶着上班来不及吃，另外还有17%是因为买不到营养健康的早餐，或是因为减肥餐不好准备，就干脆不吃了。

早餐一定要吃

由于早餐距离前一餐至少超过12h，最好的食物应该选择在人体最饿的时候摄取，所以早餐要吃好、吃得营养均衡，才能适时为身体提供足够热能，促进新陈代谢。

中餐则应吃得质量均衡，以应付接下来半天的工作，大概吃个七八分饱即可，以免影响判断力，也可避免昏昏欲睡。晚餐因为接近休息时间，活动量减少，吃得多会让食物热量囤积在体内，不仅对肠胃不好，还容易发胖。因此晚餐应该量少质好、吃得巧，这样才是三餐的正确吃法，也才会健康。

营养均衡不偏食

药补不如食补，偏差的体质可以透过健全完整的饮食结构，帮身体找回健康，达到体内的阴阳平衡、五脏六腑协调运行。即使是健康状况良好的平和体质，也不能偏食，要吃对食物，做好预防与基本养护的工作。

五谷为养，五果为助，五畜为益，五菜为充。气味合而服之，以补精益气。也就是饮食配置要完整均衡，不要怕吃得杂，只要吃进适合自己体质的食物，就能增进健康。然而在食量上仍应有所节制，要定时定量，尤其是阳虚、气虚、痰湿体质的人绝对不可暴饮暴食。酸入肝、苦入心、甘入脾、辛入肺、咸入肾，食物除了寒热温凉的属性，还分成以上所列出的

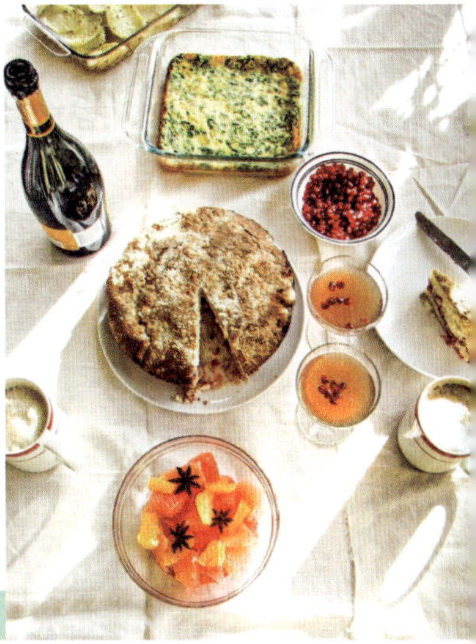

酸苦甘辛咸五味，若想要身体健康，就必须平均摄取五味，偏重任何一味都会造成体质的偏差。

想要吃得阴阳平和、气血津液充沛、循环顺畅，吃得聪明、神采奕奕，建议参考我们的全餐主张，并且要持之以恒地落实在每一餐当中。全餐简单来说，就是每一餐都摄取到全谷类、蔬菜类、海藻类、菌菇类与大豆制品类，包含蛋白质、糖类、脂肪、纤维素、矿物质五大营养素，这种方法每个人都做得到，很容易、很简单，可以维持健康。

顺应时节调理体质

春温、夏热、秋凉、冬寒，是一年四季的正气，正气不会损伤人体，邪气会使人生病。只要因应四季变化，摄取不同属性的食材，平衡换季带给人体的外部影响，让调理体质顺乎自然而变，即可随天地之间的气候阴阳变化以调和身心，达到长生的目的。

春季宜食：春季主要在养肝，肝气充足而不过旺，容颜自然也就靓丽。经过冬天一季的阳气蓄积，春天应帮助自身内热的散除，宜透阳气。春日宜省酸增甘，以养脾之气。春天时肝气特别旺，容易影响脾脏，而酸味入肝，这时如果不慎食用过多酸性味道的食物，会造成肝功能亢奋，所以应忌酸涩的饮食，口味宜清爽，可适度食用甜食。

春天的饮食最好清淡爽口，可食用当季盛产、富含维生素的山菜、野菜，或选用清温平淡，可调节过旺阳气的蔬菜，如春笋、荠菜、韭菜、芹菜等。另外，醋有解毒、散瘀的功能，建议可酌量食用。

须调养的体质：血瘀体质、气郁体质。

春季宜食：夏季高温燥热，人体阳气旺盛，代谢增强，但易食欲不振、消化不良，所以应选用清新解热，增加辛味、减少苦味、可以引起食欲的食材，但忌摄取发热味厚的食物。虽然阳气隆盛，事实上，阴气潜藏在体内，内脏冷，导致容易腹泻，所以俗话说：冬吃萝卜夏吃姜。夏天适量吃姜有暖胃的效果。

夏季宜食西瓜、香瓜、西红柿、冬瓜、绿豆、苦瓜、生菜、黄瓜、菊花、生菜、荷叶、杨梅、李子等。

须调养的体质：阳盛体质、阴虚体质、燥热体质、阳虚体质、阴盛体质。

秋季宜食：秋季时阴气开始滋长，所谓的秋冬养阴，这时应着重养阴护阳，将阴阳逐渐调整成平衡状态。宜采用温补的方法，勿再摄取过热超寒的饮食，选择润泽脏腑、滋养润燥的食物，如银耳等，并且避免辛辣味，增加酸味的食材，舒缓秋天常有的秋燥，肺气隆盛的征状。

秋季宜食梨子、燕窝、银耳、豆浆、蜂蜜、芝麻、薏仁、花生、核桃、菠菜、沙参、麦冬、百合等。

须调养的体质：阴虚体质。

冬季宜食：冬季气候寒冷，低温冰凉，人体内的阳气开始潜藏，阴气转盛，可在此时温补助阳气调整体质，借由温热性的食品提升人体的御寒力，阳虚、气虚体质的人尤其需要进补，时机以冬至前后的时间最好。冬天时，气候寒冷，肾气旺盛，饮食以苦味、咸味为佳。

冬季宜食柑橘、糯米、肉桂、胡椒、姜、海参、虾、羊肉、牛肉等。

须调养的体质：阳虚体质、气虚体质。

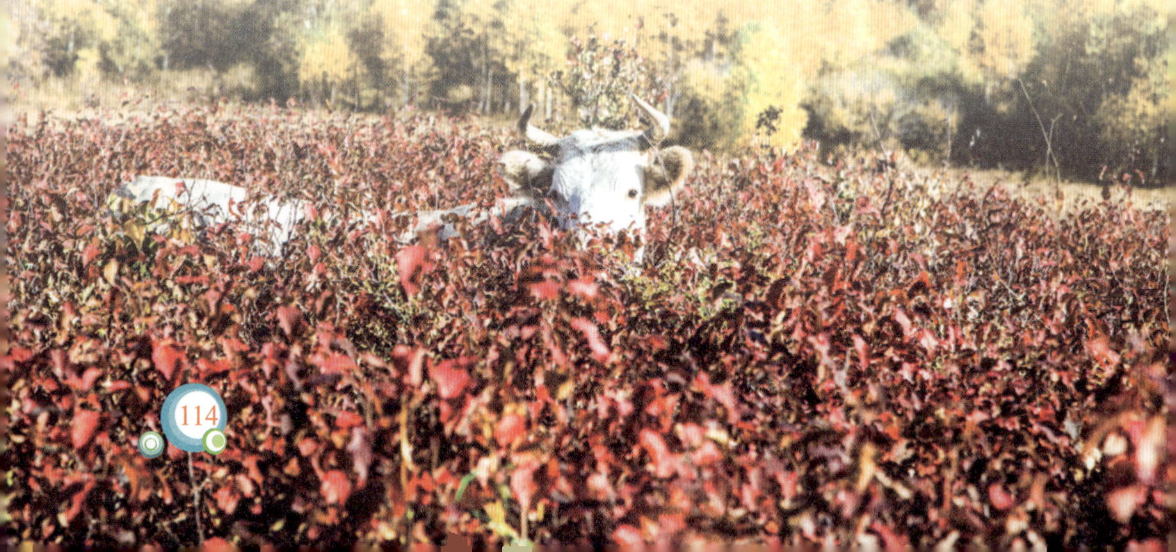

第7章 食疗验方（食物是最好的药物）

食疗验方分类

常见问题

（1）失眠
（2）口臭
（3）贫血
（4）腰酸背痛
（5）发烧
（6）喉咙痛
（7）躁郁症
（8）掉发，白发
（9）胃炎
（10）骨质疏松
（11）视力减退
（12）青春痘
（13）皮肤过敏
（14）便秘
（15）麻木

常见慢性病

（1）胃溃疡
（2）关节炎
（3）心脏病
（4）痛风
（5）高血压
（6）糖尿病
（7）帕金森氏综合征
（8）海默氏综合征
（9）中风
（10）肺炎
（11）支气管炎
（12）胆结石
（13）癌症

常见妇科男科问题

（1）痛经
（2）更年期障碍
（3）子宫肌瘤
（4）阴道炎
（5）前列腺肥大
（6）脂肪肝
（7）成年男性健康8大关键

第一节　常见病症食疗

❶ 失眠症的食疗饮食原则与推荐食谱

◆病理介绍

所谓失眠是指躺在床上也无法入睡，即使睡着了也不安稳而易在半夜醒来数次，醒后很难再入睡，或是睡眠的时间非常的短。夜里大脑兴奋性增强，无法入睡，而白天精神萎靡，注意力无法集中、食欲不振，有些人还伴随着耳鸣、头昏、易怒等身心失衡。

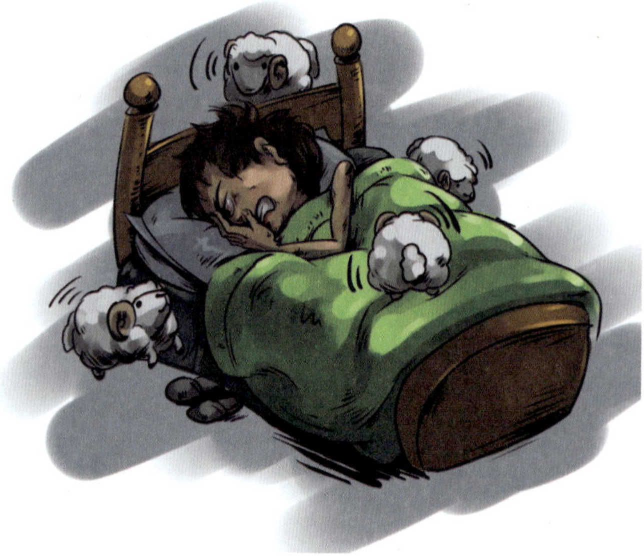

失眠的主因是精神不安所造成的，例如忧虑、紧张、压力。另外，诸如缺乏维生素、矿物质引起的身体失衡，空气的冷、热、噪音、光线等环境因素，高血压、头痛、关节炎等身体疾病，过多的咖啡因、酒等刺激物，这些因素都会严重干扰睡眠质量。

其时只要能放松自己，就能改善失眠的情况。例如睡前安排散步、热水泡澡、简单按摩。当然充足营养是首要的因素，多补充维生素C、钾、钙、镁及含有色氨酸的食物，均可以改善睡眠质量。

饮食原则

宜

（1）在三餐佐菜中，应该多吃能安定神经的菜，如金针菜、洋葱、百合、莲子等。

（2）多吃含铜丰富的食物，如腰果、松子、豌豆、花生、扁豆、糖蜜、葡萄干等。

（3）多吃含铁丰富的食物，如蛋、龙眼干、黑芝麻、黄豆、黑豆、金针菜、芹菜、油菜、杏桃、李子、葡萄干、红枣、橘子、糖蜜、啤酒酵母、全谷类等。

（4）常喝小米粥，小米中含有色胺酸，可以帮助入睡。

忌

（1）忌长期服用安眠药。

（2）忌食任何辛辣、刺激食物，如芥末、沙茶酱、辣椒、咖喱、胡椒粉等。

（3）忌兴奋刺激的食物，如浓茶、咖啡、香烟等。

（4）禁补阳助火的中药，如鹿茸、牛鞭、海马等，会让失眠更严重。

（5）忌食煎、炸、烤，例如：炸猪排、油条、洋芋片、盐酥鸡、臭豆腐、炸薯条、烤鸭、烧饼、奶油蛋糕、甜甜圈、小西点等。

（6）忌睡前做剧烈运动，忌白天睡太多。

推荐食谱

酸枣仁金针菜汤（金针菜又名黄花菜）

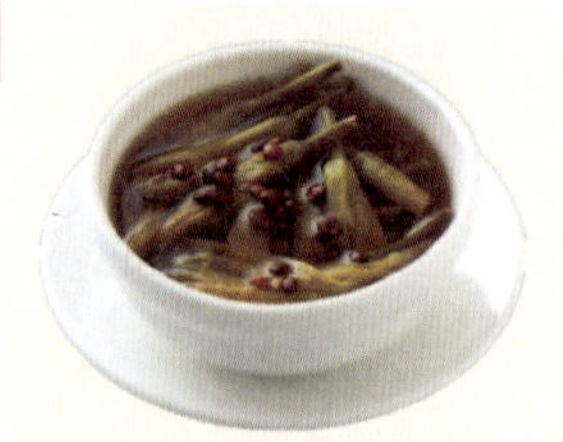

材料：

酸枣仁10g、金针菜（干品）15g。

做法：

（1）酸枣仁洗净，金针菜泡水洗净，再入沸水氽烫30s；

（2）所有材料加水1000mL入锅熬煮，滚后小火再煮20min，滤渣即可饮用。

功效：

改善神经衰弱、失眠、忧郁症。

贴心小叮咛

（1）尿蛋白异常、尿素氮异常、肌酸酐异常、尿毒症、洗肾、肾功能不全、肾癌忌食。

（2）喝6天停1天。

莲心桂圆汤

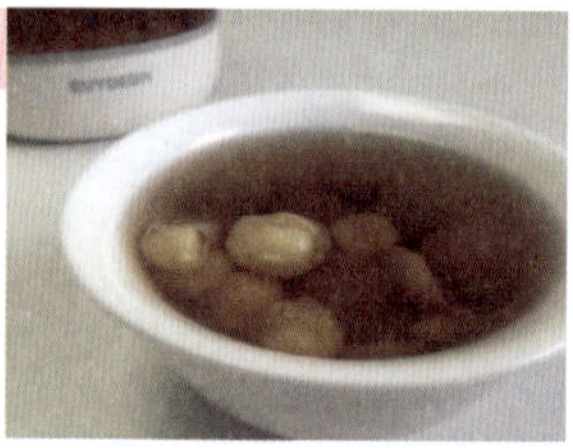

材料：

莲子心1~2g、桂圆干20g。

做法：

莲心泡水10min，加入桂圆干、水500mL，放入电锅内，蒸煮30min，即可滤渣喝汤。

功效：

忧郁症、失眠。

贴心小叮咛

喝3天停1天。

② 口臭的食疗饮食原则与推荐食谱

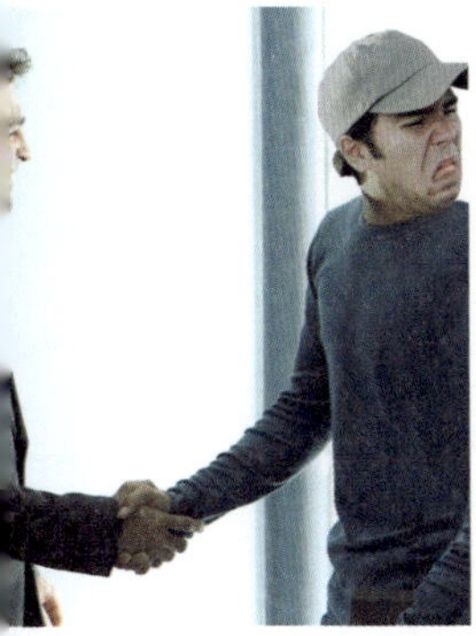

◆病理介绍

当牙龈发炎、牙周病、蛀牙、口腔卫生不佳、抽烟过多或饮食不当，会有一种不好的气味从嘴里散发出来，就是所谓的口臭。此外，还有属于内脏型的口臭，如肝、胆、肠、胃异常所引起的。不过，最常见的就是食物未被消化而产生腐败的细菌，这种臭气会随着人的呼吸而散出。

另一方面，有口臭表示身体出了状况，基本的解决之道是饮食清淡、睡眠充足，以及适当的喝水量。倘若因疾病所引起的口臭，则必须对症下药，才能彻底地改善。

饮食原则

宜

（1）平时常吃木瓜、凤梨、白木耳、白萝卜凉拌菜等来改善。

（2）吃任何食物，尤其是甜食或水果，务必要刷牙或漱口，以保持口腔清洁，不易产生异味。

（3）胃肠不错的人，可常喝绿茶。

（4）用食盐（海盐或竹盐）刷牙，牙刷先沾牙膏再沾食盐，刷牙力道要适当，以免伤害牙齿的珐琅质。

忌

（1）忌吃辛辣刺激性食物，如：辣椒、洋葱、大蒜、花椒、韭菜、麻辣火锅等。

（2）忌吃煎烤食物，如煎鱼、烤鸭、烤鸡等。

（3）忌喝咖啡、酒。

推荐食谱

甘蔗紫苏梅汁

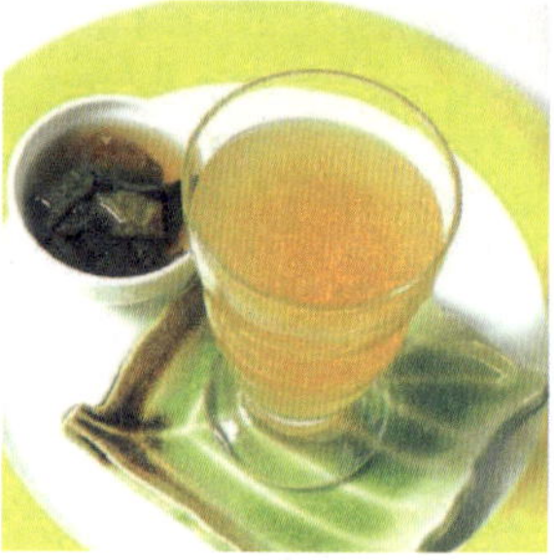

材料：

甘蔗汁150mL、紫苏梅汁50mL。

做法：

甘蔗汁与紫苏梅汁调匀即可饮用。

功效：

改善消化不良、口臭。

贴心小叮咛

喝6天停1天。

速成泡菜

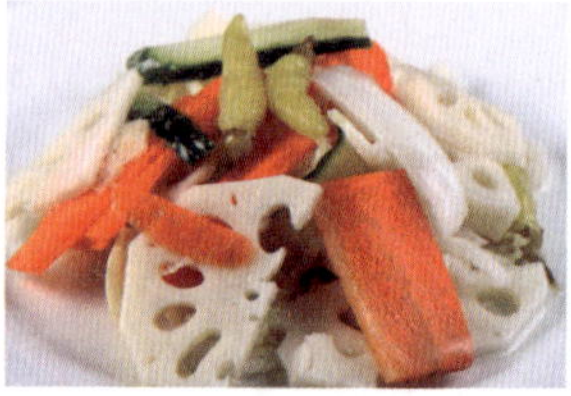

材料：

白萝卜120g、大头菜120g、小黄瓜120g、嫩姜50g、莲藕120g、粗盐10~15g、褐色冰糖10~20g、柠檬汁30mL。

做法：

（1）白萝卜、大头菜、莲藕洗净切薄片，以粗盐腌4h，洗去盐分。

（2）加入褐色冰糖、柠檬汁拌匀，放入冰箱冷藏半天即可食用。

功效：

改善消化不良。

贴心小叮咛

（1）尿蛋白异常、尿素氮异常、肌酸酐异常、尿毒症、洗肾、肾功能不全、肾癌忌食。

（2）吃3天停1天。

（3）癌症与糖尿病者，不可加糖。

3 贫血的食疗饮食原则与推荐食谱

◆病理介绍

血液中血红素的含量减少时，造成体内细胞的含氧量少。当脑细胞含氧量少，便产生晕眩，此现象即是贫血。

贫血是临床最常见的疾病之一，当有营养不良、月经崩漏、严重失血、服用破坏红细胞的药物，就易引起贫血。制造红细胞必须要有**铁、蛋白质、叶酸、维生素B6、B12、维生素C**等。饮食中缺少维生素B1、B2、泛酸等，会造成铁的不易吸收，长期使用通便剂、经常腹泻，也会妨碍铁的吸收，就是俗称的**"缺铁性贫血"**。倘若体内缺乏维生素**B12**，无法制造成熟的红细胞，会导致**"恶性贫血"**，严重时会危害生命。

贫血经常伴随着倦怠、脸色苍白、食欲不振、晕眩、耳鸣、眼花、注意力不集中、嗜睡等症状，且较常发生于女性朋友。

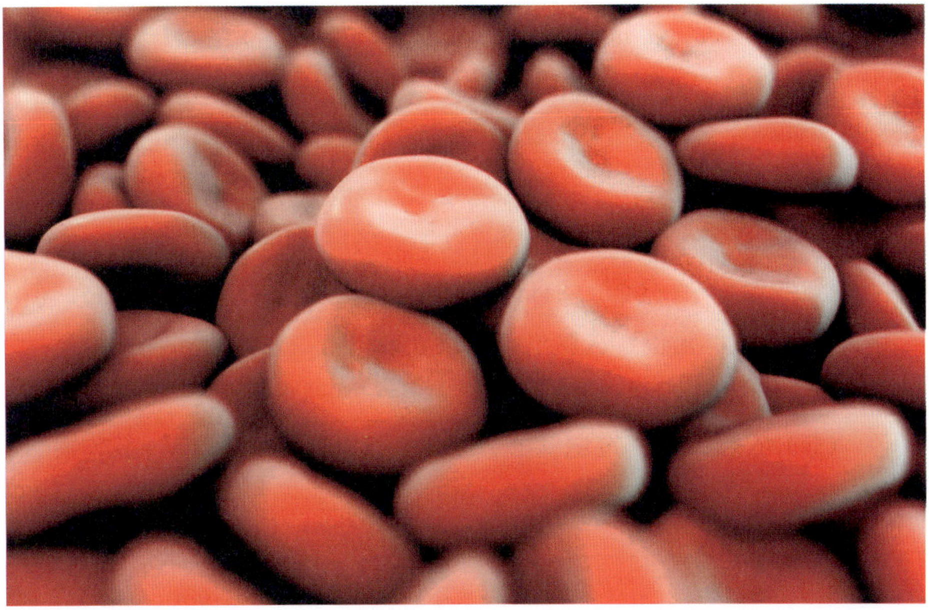

饮食原则

宜

（1）多吃含铁丰富的食物，尤其维生素B12、叶酸、维生素A、C、D等食物，如：红枣、龙眼干、黄耆、当归、金针菜、萝卜干、麦草或麦草制品、苜蓿芽、蛋、啤酒酵母、黄豆、糖蜜、甜菜、甘蓝菜、芥菜、大黄瓜、莴苣、大白菜、胡萝卜、香菜、面筋、全谷类、酸奶酪、海藻、米麸、奶品、青椒、绿花椰菜、草莓、橘子、柿子、油菜花、小麦胚芽等。

（2）常吃含维生素C 及食用醋，能促进人体对铁的吸收。

（3）全素者，特别要多吃酸奶酪、海藻类、糖蜜、啤酒酵母等，补充铁质。

（4）用铁锅来烹煮食物，铁锅的铁是一种无机铁，易被人体吸收，有助于改善缺铁性贫血。

忌

（1）忌饮酒，饮酒会破坏体内叶酸的摄取。

（2）忌食任何加工食品，例如：香肠、腊肉、贡丸、泡面、久腌泡菜、罐头、蜜饯、素料、市售饮料及各种冰品等，易造成缺铁性贫血。

（3）浓茶中含有过量鞣酸，会使铁变成不溶性的铁，影响铁的吸收。

（4）忌偏食。

推荐食谱

补血酸奶

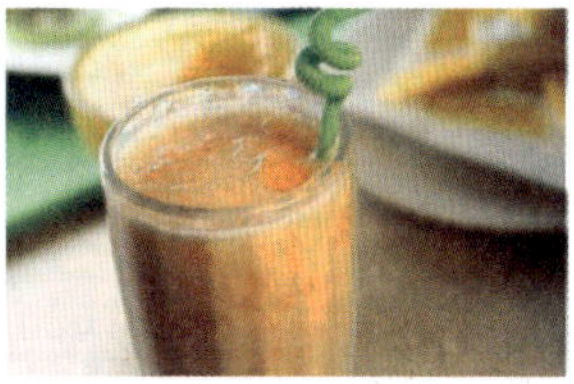

材料：

黑芝麻粉3g、枸杞15g、糖蜜10mL、红糖5g、酸奶250mL、葡萄10粒。

做法：

（1）葡萄洗净、去皮。

（2）除了葡萄外，其余的材料放入果汁机中，搅拌均匀，再加入已去皮的葡萄，便可食用。

功效：

孕妇、低血压、骨质疏松、补血。

贴心小叮咛

（1）尿蛋白异常、尿素氮异常、肌酸酐异常、尿毒症、洗肾、肾功能不全、肾癌、尿酸高、痛风、胃酸过多忌食。

（2）喝3天停1天。

（3）黑芝麻粉系经炒熟再磨成粉，比较燥热，若热性体质者，可改用生的黑芝麻粒，但必须先将生芝麻洗净（用滤网洗较容易），然后泡入温开水约20min，再用果汁机将黑芝麻与温开水打碎（温开水约150~200mL）。

补血蔬果汁

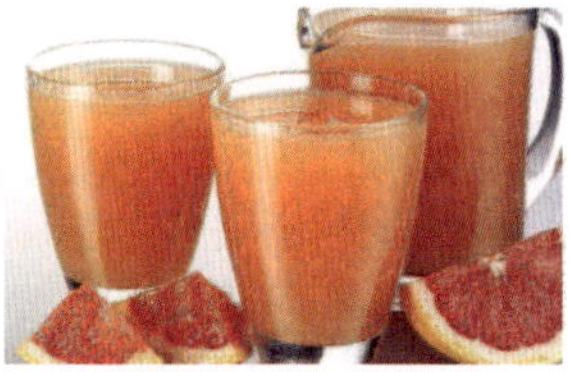

材料：

胡萝卜1条、苹果1个、葡萄10粒、西红柿1个。

做法：

（1）胡萝卜与苹果均洗净、去皮、榨出原汁。

（2）葡萄洗净、去皮、去籽，西红柿洗净、切小块。

（3）所有材料一起放入果汁机充分拌匀，即可趁鲜饮用。

功效：

补血。

贴心小叮咛

（1）尿蛋白异常、尿素氮异常、肌酸酐异常、尿毒症、洗肾、肾功能不全、肾癌、糖尿病、癌症、胃酸过多忌食。

（2）喝3天停1天。

（3）若是买有机的食材，可以不必去皮。

4 腰酸背痛的食疗饮食原则与推荐食谱

◆病理介绍

腰酸背痛仿佛是现代人常患的毛病，腰酸背痛是由许多病因所引发，这包括久坐办公室、维持同样姿势过久、做多了家事，甚至女性在生理期也常会觉得腰酸背痛，而男性也会因为久坐办公室或烟酒过量、饮食不当、而出现严重的腰酸背痛症状。

疼痛是身体发出的**警讯**，经常腰酸背痛，就代表身体某处出现了问题。若长期有腰酸的困扰，请勿忽略这个警讯，这可能是因为腰部附近的**器官出现病变**，导致腰部自然连带的莫名酸痛起来。

腰痛若发作在腰部的两侧，尤其是腰后方，最好先自我检讨：**是否经常吃药，或是喝水太少？**并尽快到医院检查**尿蛋白、尿素氮、肌酸酐与尿酸**，以确定**肾功能**有无异常。

引起腰痛的原因很多，若是整个腰部都会酸痛，多半是用力过度与姿势不当，故而伤到腰部筋骨所致。其他病变如**坐骨神经痛、胆结石或类风湿性关节炎**，也会造成腰部不适。

许多人以为床垫软才能一觉好眠，其实若睡觉时**床垫太软**，脊椎若不能获得床垫给予的适当支撑，使得身体处于不常弯曲的状态，隔天腰部自然会酸痛。

肾脏不佳的人，不妨经常饮用淡竹叶葫瓜汤或莲藕汤来防止肾病恶化，持续以两天轮流交替的方式饮用，不但能保护肾脏，也能有效改善因肾脏病而引起的腰部酸痛。

饮食原则

宜

（1）常喝醋饮与艾草红枣汤，轮流当作日常的饮料，可以帮助气血循环顺畅。

（2）宜吃清热消炎的药草，如鱼腥草、左手香、明日叶等。

（3）练习倒退走：膝盖不要弯曲，甩开两臂深呼吸，倒退着走时，可随时转头向后看，以免碰到阻碍物，每次走20~40min，每天走一次，两个月即可见效。

（4）生姜湿布热敷：老姜一大块（约手掌大小），至少400g，拍碎加水3000~4000mL，滚后小火再煮20min，待降温至50℃左右，准备两条厚毛巾，浸于热姜汤中，手戴橡皮手套，趁热从姜汤中取出湿毛巾，拧干后热敷于酸痛处，两条毛巾交替敷30min。

（5）常练太极拳：多作摆手转腰的运动。

（6）常泡温泉或泡热澡：先以菜瓜布干刷身体15min，然后再泡热水澡30min。

忌

（1）忌吃辛辣刺激性食物，如：辣椒、花椒、韭菜、五香粉、麻辣火锅、榨菜等。

（2）忌操劳过度、弯腰拿太重东西，以免加重病情。

（3）忌食炸、煎、熏、烤食物。

（4）勿吃加工食品。

推荐食谱

艾草红枣汤

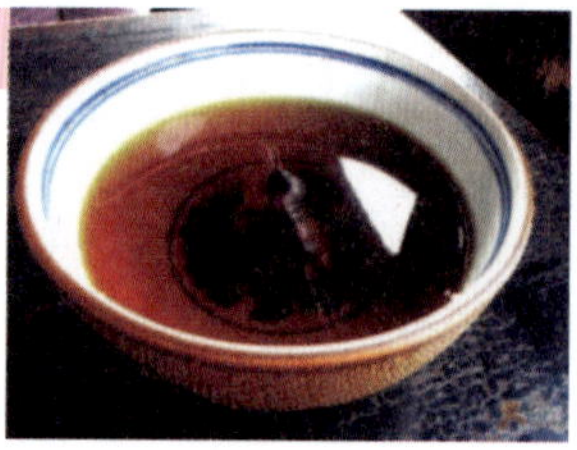

材料：

艾草（干品）50g、红枣15粒。

做法：

（1）红枣洗净切开去子，艾草洗净；

（2）将所有材料加水3000mL，先浸泡10min，再以大火煮滚，转小火续煮20min，滤渣即可当茶饮用。

（3）将所有材料加水3000mL，大火先煮滚，转小火续煮20min，滤渣即可当茶饮用。

功效：

对于五十肩、心肌梗死、心律不齐、心悸、心脏缺氧（胸闷）、手脚冰冷、老人斑、低血压、活化脏腑机能、狭心症、退化性关节炎、骨刺、高三酸甘油酯、偏头痛、动脉硬化、黑眼圈、酸痛、头痛、头晕、胆固醇高、类风湿性关节炎、听力障碍、改善动脉硬化、心脏病、疝气、促进血液循环、神经衰弱、麻痹、头痛、头晕、月事不顺、腰酸背痛、鸡眼、坐骨神经、静脉曲张、帕金森氏症等有改善作用。

贴心小叮咛

（1）喝3天停1天。

（2）癌症与肾功能异常者不宜多喝。

（3）若嫌味苦，可酌加蜂蜜调味。

（4）阴虚血热者艾草不宜单独使用。

绿豆槌

材料：

绿豆500g、长筒毛袜（或厚重棉袜亦可）1只。

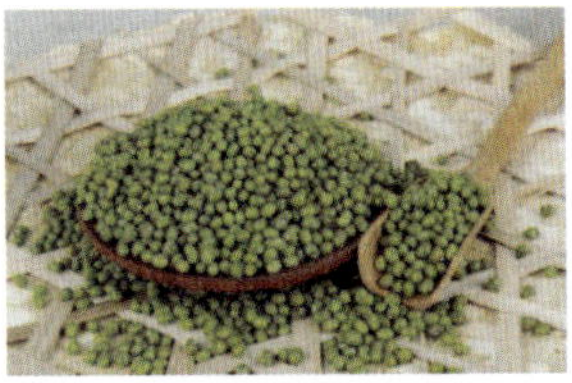

做法：

（1）将绿豆装入袜子，集中在袜子底部，上方扎紧，就成了槌子状。

（2）手握绿豆槌，稍微用力拍击酸痛的部位。

功效：

改善酸痛。

贴心小叮咛

早晚各拍击酸痛部位1次。

❺ 发烧的食疗饮食原则与推荐食谱

◆病理介绍

一般而言，体温在**36.5~37℃**之间是正常的，但是有些人的体温会高于或低于这个标准，而且通常早上的体温最低，然后随着一天的开始慢慢升高。对成年人而言，所谓的发烧，是指体温**超过摄氏37.8℃**。

"发烧"是身体在**消灭感染源**或毒素时所产生的现象，它是一种警讯，告知身体某个部位出现异常。所伴随的症状多为头痛、肌肉酸痛、呕吐、腹泻、疲劳、头昏、食欲不振等。发烧的原因很多，最常见是由**感冒、炎症而起**，但是其他部位的感染一样会有发烧的现象，例如：脑炎、中耳炎、肺炎等。

由于**发烧会加速新陈代谢，消耗大量的能量**，此时补充蛋白质，可以重建受损的组织，增强抵抗力。并且需要大量地喝水，补充发烧时失去的水分。倘若发烧**持续不退**，务必尽早就医，**查明发烧原因**，做进一步诊治。

饮食原则

宜

（1）宜喝左手香柳橙汁、高C果汁、甜菜汁、胡萝卜汁、番茄汁、西瓜汁。

（2）宜多吃降温退火的食物，如：西瓜、西红柿、苹果、绿豆、莲藕、白菜、黄瓜等。

（3）宜多吃维生素C含量高的蔬果，如：各种芽菜、香吉士、奇异果、芭乐、木瓜、草莓、莲藕、鱼腥草、小白菜、金枣、柳橙等。

（4）宜多休息。

（5）宜多喝温开水，每日饮水量在2500mL以上。

（6）保持通风凉爽的环境以利散热，但不可直接吹风或吹冷气。

忌

（1）忌服用抗生素退烧，否则会降低人体自愈力。

（2）忌辛辣食物，如：辣椒、花椒、肉桂、咖喱、胡椒粉、芥末等。

（3）忌穿太厚或太多的衣服，或盖太厚的被子。

（4）忌煎、炸、烤、烘焙食物。

推荐食谱

鱼腥草薄荷茶

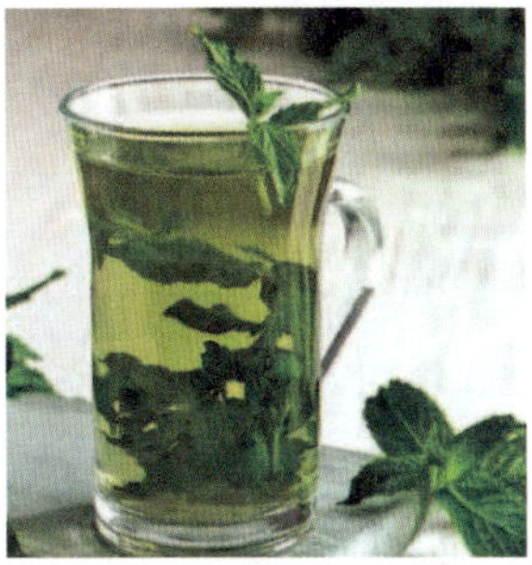

材料：

鱼腥草（干品）50g、薄荷叶（干品）5g。

做法：

（1）鱼腥草洗净置于锅内，加3000mL水泡10min。

（2）不必换水直接以大火煮滚后，转小火续煮20min。

（3）续入薄荷叶，立即关火焖5~10min，滤渣后即可饮用。

功效：

对于口臭、口腔炎、口角炎、口腔溃疡、舌头破、口鼻生疮、中耳炎、中风、心肌梗死、火气大、牙周病、牙龈炎、牙龈浮肿、冬季痒、皮肤粗糙、皮肤痒、耳鸣、肉芽、卵巢炎、尿道炎、尿酸高、肺炎、青春痘、便秘、扁桃腺发炎、疣、美白皮肤、香港脚、狭心症、高三酸甘油酯、高血压、干癣、动脉硬化、带状疱疹、异位性皮肤炎、痔疮、蛀牙、阴道炎、雀斑、痛风、发烧、黑斑、膀胱炎、需减重、鼻肉、热咳浓痰色黄、荨麻疹、湿疹、胆固醇高（低密度胆固醇）、鸡眼、听力障碍、湿疹、膀胱炎、计算机手、感冒、喉咙痛、偏头痛、利尿排毒、疲劳、耳鸣、静脉曲张有改善作用。

贴心小叮咛

（1）尿蛋白异常、尿素氮异常、肌酸酐异常、尿毒症、洗肾、肾功能不全、肾癌、频尿忌食。

（2）喝3天停1天。

高C果汁

材料：

柳橙2个、柠檬半粒、葡萄25颗。

做法：

（1）将柳橙及柠檬彻底洗净，均去外皮，切块后用分离式榨汁机榨出原汁；

（2）将葡萄清洗后去皮，葡萄再与柳橙柠檬汁用果汁机拌匀，然后用滤网将葡萄籽滤掉，即刻趁鲜饮用。

6 喉咙痛的食疗饮食原则与推荐食谱

◆病理介绍

喉咙痛，是指在喉咙后方刺痛或有不舒服的异物感，尤其在吞口水或吞东西更加明显。病因如下：

流行性感冒。喉咙痛、体温超过38℃、头痛、咳嗽、关节或骨头会痛，可能罹患了流行性感冒。

腮腺炎。喉咙痛且脖子有肿起来的症状，或压下去时会痛，肿胀或压痛的部分是在下颚下方，可能患了腮腺炎。

扁桃腺炎。扁桃腺变红，有发炎现象，看起来较平时大。下颌的下方及颈部的腺体有肿大、触痛感。其他的症状与流行性感冒类似，如：头痛、喉咙痛、发冷、发热等。

感冒。喉咙痛、鼻塞、流鼻水或打喷嚏等。

饮食原则

宜

（1）饮食以清淡为主。

（2）多吃排水除湿的食物，这类食物可维持细胞活性，如：冬瓜、绿豆、萝卜、薏仁等。

（3）多吃清热解毒食物，如：绿豆、瓜类、萝卜、空心菜、苋菜、鱼腥草等。

（4）宜多喝温水或能缓解发炎的茶饮，如：鱼腥草薄荷茶。

（5）适时补充新鲜蔬果，蔬果含有许多植物抗氧化物质，以及丰富的维生素、矿物质，对发炎现象有缓解作用。

（6）除饮食外，还要有充足休息与睡眠，保持心情愉快。

忌

（1）忌吃辛辣、刺激性食物，如：辣椒、花椒、洋葱、蒜、韭菜、五香粉、麻辣火锅等。

（2）避免刺激性饮食，如：冰冷食物、辛辣食物（辣椒、姜、花椒、酒、浓茶等）。

（3）忌吃燥热性食物，如：面包、饼干、坚果、黑芝麻粉、榴梿、芒果、龙眼等。

（4）忌吃生冷食物。

（5）忌吃油煎、油炸、烤的食物。

（6）忌高胆固醇食物，会引发发炎反应。

（7）忌熬夜、压力大、情绪紧张，会让症状加重。

推荐食谱

萝卜橄榄饮

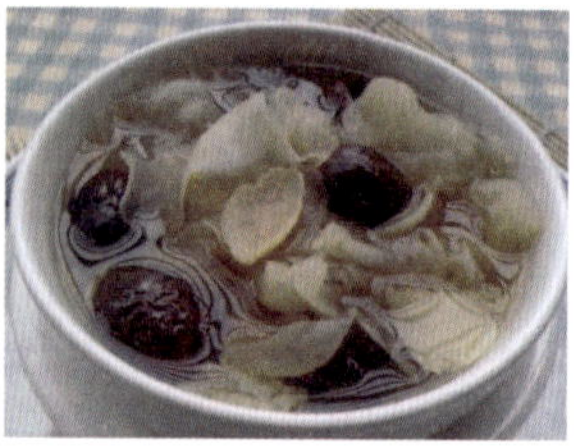

材料：

白萝卜200g、橄榄50g。

做法：

白萝卜洗净切片，加入橄榄与水2000mL合煮，滚后转小火续煮30min，滤渣当茶饮。

功效：

改善喉咙痛。

贴心小叮咛

喝3天停1天。

银耳百合红枣汤

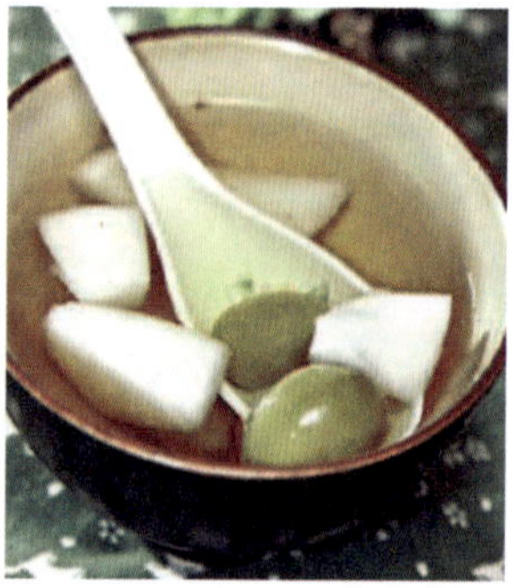

材料：

白木耳（干品，又名银耳）10g、百合（干品）30g、红枣20粒。

做法：

（1）将银耳泡软切碎，百合洗净泡水30min使软化，红枣洗净切开去子。

（2）银耳加水200mL，入果汁机搅拌均匀。

（3）所有材料加水1000mL合煮，滚后转小火续煮至熟烂，即可食用。

功效：

润肺爽声、止咳化痰。

贴心小叮咛

喝6天停1天。

7 躁郁症的食疗饮食原则与推荐食谱

◆病理介绍

人是感情动物，会展现各种不同的情绪，但是当遭受重大的打击时，会引起神经障碍，表现出一种不寻常的行为，此行为称之“躁郁症”。

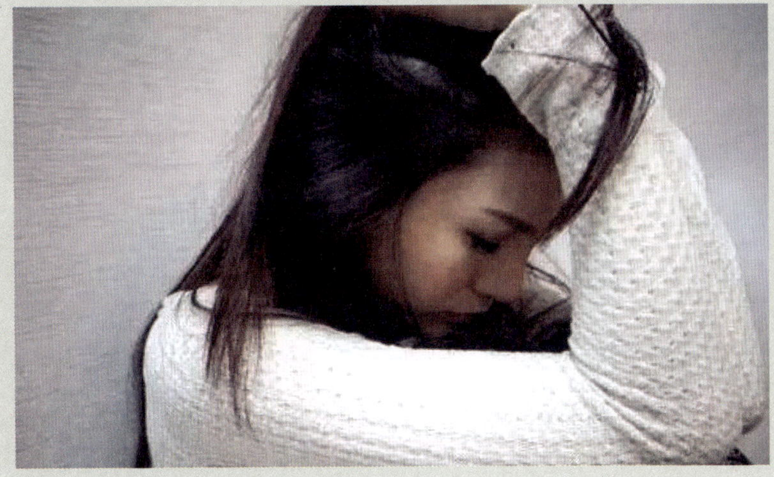

躁郁症是一种情绪过高或过低的疾病。当情绪高亢、喋喋不休、夸大妄想、失眠、浮躁不安、易怒、行为冲动、乱花钱、过度自信，严重时还会影响社会安宁，称为“躁症”。反之，悲观苦闷、食欲不断、兴趣缺失、反应迟钝、绝望、情绪低落，常演变成厌世而企图自杀，称为“郁症”。躁郁症患者常见周期性“躁症”与“郁症”反应。

躁郁症常发生于青少年时期或成年期，通常因课业压力、工作压力、外表的特征等造成人际关系上出现异常的行为，先显现出忧郁症之后才会有轻度的躁症。严重者需借助药物的治疗，维持患者心情的稳定，除此外饮食的控制与家人的陪伴，也能适时的改善患症的病情。

饮食原则

宜

（1）宜多吃维生素B丰富的食物，如啤酒酵母、小麦胚芽、麦麸、糙米、酸奶、芝麻、杏仁等。

（2）宜多吃色胺酸丰富的食物，如牛奶、蛋、小米、黄豆、香蕉、地瓜、芝麻、菠菜等。

忌

（1）忌吃辛温燥热性食物，如辣椒、姜、酒、韭菜、大蒜、洋葱、胡椒、芥末、红辣椒等。

（2）忌油煎、油炸食物。

（3）忌外界刺激。

（4）忌在进餐前用脑过度。最好用餐前先听听音乐，看看画报，保持情绪上的轻松。

（5）忌令人不快的话题。进餐切勿谈论使人愤怒或悲伤的话题。

（6）忌用餐后过度劳动。进餐后要休息，切勿参加劳累的体力活动。

推荐食谱

百合莲藕汤

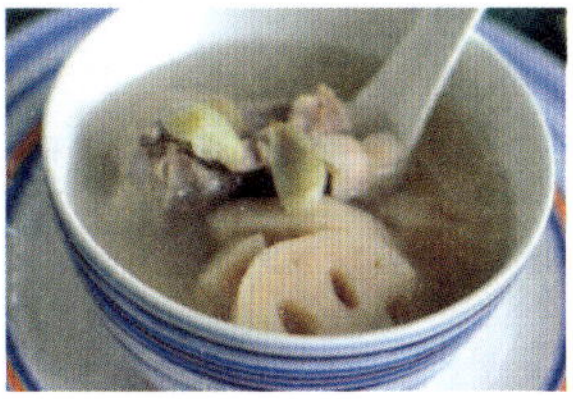

材料：

百合（干品）10g、新鲜莲藕1条（约三节长）、红枣15粒。

做法：

（1）莲藕充分洗净连皮切片，红枣洗净切开去子，百合洗净；

（2）加水3500mL合煮，滚后小火续煮45min，滤渣取汤当茶饮。

功效：

安神、躁郁症。

贴心小叮咛

喝3天停1天。

五汁饮

五汁饮富含酵素，清凉退火，加速淋巴循环，有助于利尿排毒。

材料：

苹果1个（约100g）、大黄瓜1/4条（约150g）、苦瓜1/4条（约100g)、青椒1/4个（约50g）、西洋芹菜2片（约100g）。

做法：

（1）苹果、大黄瓜去皮切块，苦瓜、青椒、西洋芹洗净切块。

（2）所有的材料用分离式榨汁机榨出原汁，现榨现喝。

功效：

改善头晕、头痛热症、计算机手、减肥、高血压、耳鸣、中耳炎、头皮屑、鸡眼、高尿酸、肥胖、癌症、皮肤病、胰脏癌、睑腺炎、大肠肉等。

贴心小叮咛

（1）脾胃虚寒元气不足、尿蛋白异常、尿素氮异常、肌酸酐异常、尿毒症、洗肾、肾功能不全、肾癌、肾结石、尿道结石忌食。

（2）喝3天停1天。

（3）胃炎属虚寒症者，不宜多饮用。

（4）尽量选购有机栽培的，并充分洗净，可连皮一起使用。

8 掉发、白发的食疗饮食原则与推荐食谱

◆病理介绍

头发的一部分会突然地呈局部性的脱落，这种现象在油性皮肤的男性中比较容易发生，但女性也有可能。头部的烫伤、外伤、毛囊炎、白癣、梅毒、疯病等，也会使皮肤发生异常而产生掉发现象。若是歇斯底里性的伤心、受惊等神经官能性原因，也会发生掉发现象。甲状腺功能亢进，所引起的荷尔蒙异常，或糖尿病和脂漏性湿疹、头皮的接触性皮肤炎、异位性皮肤炎等亦会引起掉发。

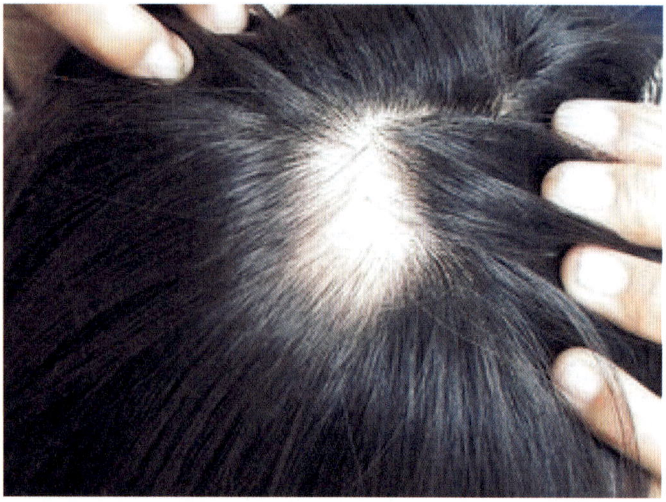

饮食原则

宜

（1）多吃增发特效食物，如黑白芝麻、海带、何首乌、黑豆、核桃仁、大麦等。

（2）宜吃富含蛋白质的食物，如大豆制品如黄豆、豆腐、豆皮、豆浆及啤酒酵母、蓝藻、花生、小麦胚芽等。

（3）多吃促进荷尔蒙的食物，如榴梿、当归、黄豆、蜂王浆、薏仁、山药、牛蒡等。

（4）多吃活血补气的食物，如红枣、枸杞子、荔枝、葡萄、菠菜、胡萝卜、桑葚、龙眼干等。

忌

（1）避免吃下过量高油脂、煎炸、烧烤、辛辣、刺激性的食物。

（2）避免吃动物性脂肪和过甜食物。

（3）忌精神紧张、忧郁寡欢等。

（4）忌用脱脂性强的洗发剂。

（5）切忌偏食、挑食，以免营养失衡。

（6）吸烟、饮酒。

（7）忌吃加工腌制食品。

9 怎么通过食养避免白头发的产生

◆病理介绍

毛发有生长周期性，由生长期不断制造黑色素、衰退期黑色素细胞也随之退化，而不再制造黑色素，而进入休止期，之后毛发脱落而重新进入生长期。

在每个毛囊根部约有75~100个极为活跃之黑色素细胞，这些黑色素细胞在头发生长期时不断制造黑色素，产生我们所见到的头发颜色。

根据研究，人体合成黑色素的细胞数目，在30岁后每10年**减少8%~20%**。因此，**白发常是老化的最初现象，也是老化最普遍的现象**。

据统计白发出现的时间，正常白种人平均在34.2岁，但依个别差异，前后约有10年差异，而在50岁时，50%的人白发已占50%。

在日本，男性白发的出现时间为30~34岁，但女性则晚5年，而黑人白发则晚10年才出现。

在医学上当白种人不到20岁，黑人不到30岁即出现白发时，称为早发性白发。

◆疾病营养

白发的产生主要与**黑色素母细胞的死亡有关**，产生的原因有很多，在**饮食方面**与蛋白质的缺乏、维生素B 群、微量元素的不足有关，故在饮食方面应多注意此类营养素的补充。中医的理论认为肝、肾功能不佳，气血循环不良也容易造成白发的产生，所以饮食调整也可从此方向着手。有研究发现身体的抗氧化酵素catalase（触酶）不足会使得过氧化氢没有办法转化成水和氧释放出来，因而干扰黑色素的生成使头发变白。

◆饮食原则

（1）素食者应注意蛋白质的质量，宜摄取全谷类食物及各种豆类。

（2）摄取啤酒酵母可补充维生素B群。

（3）**黑芝麻、黑豆、何首乌**是中医所推崇的黑发食物。

（4）蛋奶素者宜补充酸奶以增加蛋白质、维生素B 的摄取量。

（5）足**够的蔬菜、水果**以避免矿物质的缺乏。

（6）摄取富含酪胺酸的食物帮助黑色素的生成，如**南瓜子、杏仁等坚果类**食物。

◆生活习惯调整

（1）**睡眠充足**，《黄帝内经》云：“人卧则血归于肝。”所以有充足睡眠，有助于肝脏的修复，养肝血帮助黑发的生成。

（2）规律的运动可帮助血液循环，使气血通达头皮。

（3）适当**舒压放松身心，压力是造成白发的无形杀手**。

（4）用手指或**木质梳子**由前往后梳按摩头皮可促进头皮的**血液循环**。

推荐食谱

生发精力汤

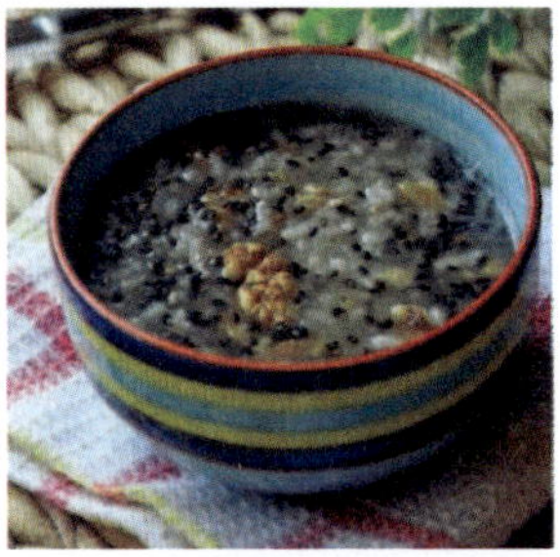

材料：

苜蓿芽75g、有机深绿色蔬菜150g、腰果5粒、海带芽（干品）0.5g、大西红柿1 个、凤梨200g、三宝粉（大豆卵磷脂、小麦胚芽、啤酒酵母）各5g，黑芝麻粉3g、液体蔬果酵素20mL、何首乌30g。

做法：

（1）西红柿洗净去蒂切块，凤梨洗净去皮切丁；

（2）海带芽与腰果用沸水浸泡15min、沥干；

（3）苜蓿芽洗净，有机蔬菜洗净、切碎；

（4）将所有材料放入果汁机中，加200~300mL何首乌汤、三宝粉、黑芝麻粉、蔬果酵素，充分搅拌均匀，便可趁鲜进食。

何首乌汤作法

何首乌（可至中药房购买）30g、洗净加水600mL，入锅大火先煮滚，小火续煮20min，滤渣取汤，待凉即是何首乌汤。

功效：

改善掉发、秃头。

贴心小叮咛

（1）糖尿病、胃肠溃疡、胃酸过多者，宜将凤梨省略。

（2）每次喝300~500mL。

（3）喝6天停1天。

黑芝麻核桃粥

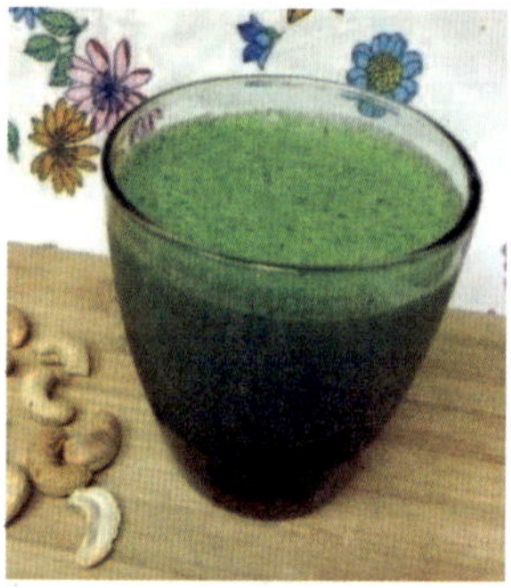

材料：

黑芝麻30g、核桃10个、糙米60g、枸杞15g、红糖15g、糖蜜（不甜）10mL。

做法：

（1）黑芝麻用滤网清洗干净，核桃切碎。

（2）糙米洗净，用750mL沸水浸泡30min，加入黑芝麻、枸杞与核桃煮至熟烂，起锅前加入红糖与糖蜜拌匀，即可进食。

功效：

对症掉发、秃头、白发。

贴心小叮咛

吃6天停1天。

⑩ 急、慢性胃炎的食疗饮食原则

◆病理介绍

胃内部的黏膜发炎时就是胃炎的症状，当发炎时间太长而**无法制造胃酸时，会阻碍维生素B12的吸收，而导致无法再制造红细胞**，最后引发贫血。

胃部发炎，多半是不当的饮食习惯所引起，像常喝过热、过冰冷的饮品、抽烟过多、吃过量的刺激物如辣椒、大蒜、芥末、胡椒、咖啡、烈酒等食物，再加上暴饮**暴食，爱吃油腻煎炸或精致加工食物**，情绪恶劣或**长期服用不当药物**等，都易导致胃方面的毛病，若不节制加以调整饮食习惯，恐怕会造成胃部发炎甚至溃疡。

胃炎分为急性与慢性两种，当吃到不干净或腐败的食物，所引发的称为**急性，会持续一至两天**，若没有彻底治疗，**细菌仍留在体内，持续腹泻达两周以上，就会转为慢性肠胃炎**。

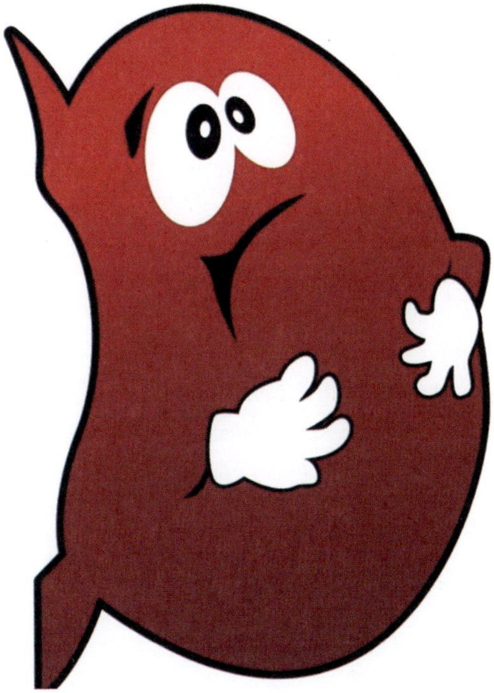

无论哪一种的肠胃炎，一旦发生时，除了要禁止所有的**刺激性食物外，还要多补充水分**，以防脱水所产生的口干、嘴裂，且有发烧者还可以借由排尿将热散去，达到退烧。严重时要补充铁和维生素B12，**预防产生恶性贫血**。

饮食原则

宜

（1）选择易消化的食物，如白菜、包心菜、马铃薯、山药、豆腐、白萝卜、胡萝卜、南瓜等。

（2）常用地瓜粉或莲藕粉勾芡、烹饪食物，可滑润不伤胃肠。

（3）多用蒸、煮的烹调方式，少用煎、炸，调味要清淡。

（4）宜少量多餐、定时定量、营养均衡、细嚼慢咽。

忌

（1）忌花生、腰果、核桃、葵瓜子、南瓜等坚果类食物。

（2）少吃粥。

（3）忌冰冷食物。

（4）忌过饱，胃下垂者，不宜吃得太胀或喝得过量。

（5）忌粗糙高纤维食物，如地瓜梗、竹笋、芹菜、空心菜等。

（6）忌辛辣刺激性食物，如辣椒、葱、大蒜、韭菜、芥末、姜、胡椒等。

（7）忌油煎、油炸食物。

推荐食谱

马铃薯苹果汁

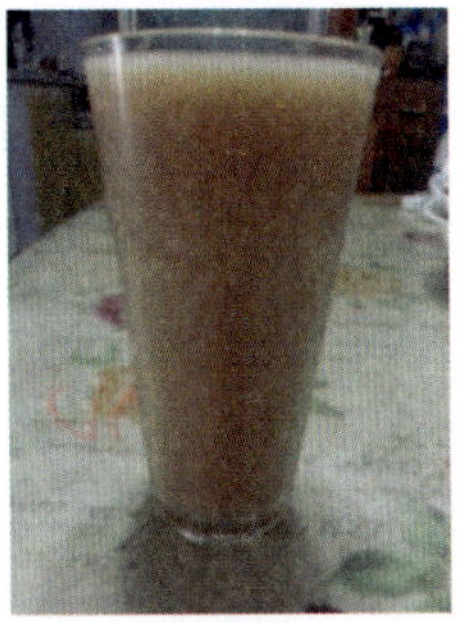

材料：

马铃薯2个（约300g）、苹果1个。

做法：

（1）马铃薯洗净挖去芽眼留皮切块，苹果去皮、切块；

（2）二者以分离式榨汁机榨出原汁，沉淀3min后，只取上层澄清的汁液，底部沉淀的白色淀粉不可吃。

功效：

马铃薯苹果汁可以修补胃壁，整肠健胃，有助于加速体内废气毒素的排泄。对于胃痛、慢性胃炎、高血压、胃溃疡、增胖、月事不顺、抗癌、心血管疾病、消化不良、白血病等有功效。

贴心小叮咛

（1）尿蛋白异常、尿素氮异常、肌酸酐异常、肾炎、尿毒症、洗肾、肾功能不全等患者忌食。

（2）若胃酸过多者，不可加苹果。

紫菜豆腐羹

材料：

（1）紫菜1/2张、传统豆腐1块、小芹菜末20g、胡萝卜约50g。

（2）调味料：红糖5g、米醋10~15mL、莲藕粉30g。

做法：

（1）紫菜1/2张撕碎后洗净，传统豆腐切小丁，胡萝卜洗净去皮切小丁；

（2）上述材料加750mL水与红糖合煮，滚后转小火续煮15min；

（3）把莲藕粉加100mL冷水调匀后，趁热入锅勾芡，再滚时即关火焖1min，待降温后，洒上小芹菜末，滴入米醋，拌匀即可进食。

功效：

高血压、胆固醇、胃炎。

贴心小叮咛

吃6天停1天。

⑪ 骨质疏松症的食疗饮食原则与推荐食谱

◆病理介绍

骨质疏松是一种静悄悄的疾病，它没有任何的警讯及显著的症状，一旦发生骨折，则为时已晚。一般来说，30岁过后骨质就会慢慢流失，使骨骼变得越来越单薄，也越发脆弱。

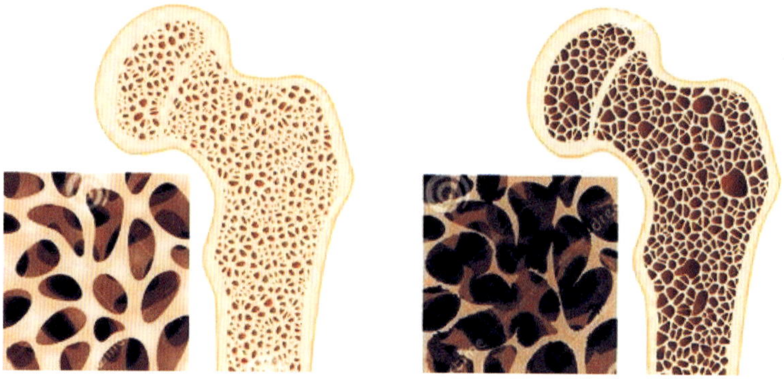

很多人忽视骨质疏松的危险性，虽然它不会危及生命威胁，但所带来的并发症却是一辈子的。很多人年轻时不会有问题，但在年老时，一个过度弯腰，或是不小心的跌倒，都可能发生骨折，这就是骨质疏松潜在的危险。

多年的营养不良，会导致骨质密度逐渐流失，因此预防骨质疏松是刻不容缓的。人体的骨骼会在25岁至35岁达到最高峰，这时候也是储存骨本最重要的时刻。年界35岁，就必须定时检验骨质密度。

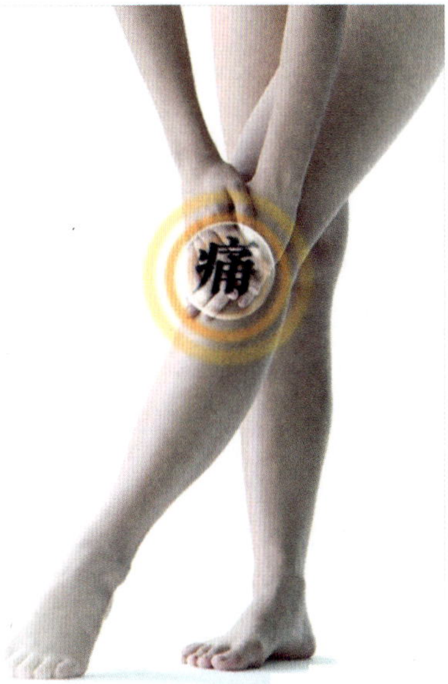

骨质流失并不是一种疾病，是属于正常老化的过程，但预防胜于治疗，从食疗中补充高钙食物，就能防患于未然。

什么人容易患上骨质疏松呢，缺乏运动、抽烟、饮酒过量、饮食缺乏钙质、体重不足、长期使用类固醇药物、日晒不足、停经过早、肝病、甲状腺功能亢进等，都是患骨质疏松的高危险群。

要保骨就要摄取足够的钙质，特别是饮食不均衡或肠胃道有疾病者，更需多补充钙质及维生素。平时饮食需多摄取含钙质丰富的食物，如黑芝麻、优酪乳、豆类、豆腐、糖蜜及绿色蔬菜等。

此外，也必须常常做一些身体锻炼，如有氧运动、游泳、慢跑等。平时在上午10时前或起先4时后多晒太阳。多晒太阳可吸取维生素D，因为维生素D对于钙质的吸收，以及骨骼的修补，都具有增强的作用。吃高钙食物要避免同时摄取过量的高脂及高铁食物，高脂及高铁都不利于人体对钙质吸收，尤其是高铁食物摄取过量，更会影响钙质的吸收，造成骨质疏松。

饮食原则

宜

（1）宜多吃高钙食物，如黑芝麻、酸奶、海带、大豆制品、黑木耳、油菜、紫菜、芫荽等，以及坚果类，如核桃、腰果、松子等。

（2）补充维生素D。维生素D可比喻成钙质到骨骼里的卡车。每日摄取量最好能达到220IU，如多吃日晒的香菇、多进行日光浴（在阳光柔和的时段，如10：00之前，16：00之后），最好能配合运动，散步最好。

（3）食物中加点醋。醋能促进食物中钙的溶解，使人体容易吸收钙质。最好在夜间补充钙，夜间常因血液需要，会转向骨骼中索取钙，故临睡前最好补充含钙食物。

（4）常吃促进荷尔蒙的食物，如蜂王浆、榴梿、当归、准山、牛蒡、黄豆、薏仁等，但不适于有妇科肿瘤（乳房、子宫、卵巢生成异常组织）的人。

（5）多吃含锰、钙、镁、硼的食物，如萝卜缨、苹果、葡萄、坚果仁、鸡蛋、绿叶蔬菜等。

忌

（1）忌喝咖啡。

（2）少盐。食物中的钠会抢走骨骼中的钙，破坏骨骼，故要吃清淡一点。

（3）忌饮酒过量。喝酒太多会加速骨质疏松，一天一小杯（约30mL左右）适量即可。

（4）忌多吃糖。多吃糖会影响钙的吸收。

（5）戒烟或减少抽烟。

推荐食谱

高钙酸奶

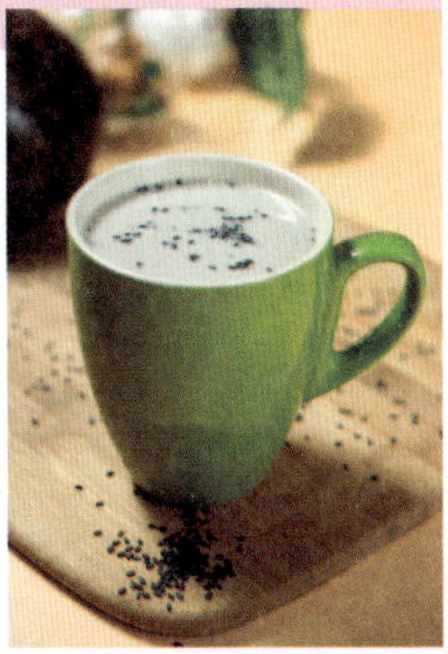

材料：

酸奶200mL、黑芝麻粉3g、糖蜜15mL。

做法：

所有的材料混合后，充分拌匀即可饮用。

功效：

减缓老化、骨质疏松。

贴心小叮咛

（1）尿蛋白异常、尿素氮异常、肌酸肝异常、尿毒症、洗肾、肾功能不全、肾癌、糖尿病、癌症忌食。

（2）喝3天停1天。

（3）非糖尿病与癌症者，可酌加蜂蜜15mL。

黑豆糙米芝麻奶

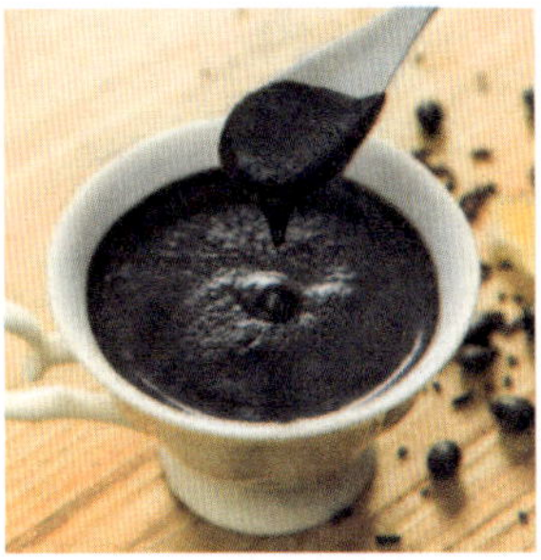

材料：

黑豆20g、糙米60g、黑芝麻粒20g。

做法：

（1）所有材料洗净，加1500mL沸水浸泡50min后，以果汁机打成米浆；

（2）将已打好的米浆，入电饭锅煮熟即可食用。

功效：

孕妇补钙、减少白发、防止骨质疏松。

贴心小叮咛

（1）痛风、高尿酸血症、尿蛋白异常、尿素氮异常、尿毒症、洗肾、肾功能不全、肾癌、胃酸过多忌食。

（2）喝6天停1天。

⑫ 视力减退的食疗饮食原则与推荐食谱

◆病理介绍

长时间使用眼睛工作是现今社会的常态，因而出现视力模糊、疼痛、充血等眼睛疲劳的症状，然而工作地点光线不足及反射，尤其是长时间注视电脑荧屏的人，最易引起眼睛疲劳，使眼睛变干燥，甚至得了干眼症。

影响视力减退的原因有很多，例如高血压、糖尿病、慢性肾炎、动脉硬化等，当然还有老化，这是一种代谢障碍，由于眼压过高而不自觉，长期下来易导致各种眼疾。另一种是不正当的用眼，长时间盯着一个目标，如荧幕、书本，工作繁忙等、生活上的压力，再加上营养失衡，例如缺乏维生素A会造成眼睛疲劳，缺乏维生素B 群易造成眼部肌肉麻痹、眼睛易充血等。

大部分的视力减退，是属于眼睛使用过度，造成眼睛四周的肌肉紧绷，一般只要1h离开原注视的目标，改善视觉焦距，看看远处让眼睛松弛得到休息，可以改善这种短暂性视线模糊，同时还要有适当的运动，可以减低日常生活上的压力，透过按摩眼睛四周的穴道，也可以迅速得到缓解。

长期的视线模糊会引起视力减退，经常是其中的一只眼睛先有视力减退，接着另一只眼睛才开始模糊的现象，初期并不易发现，若是视力一直不断的减退，此时就必须借由医疗检查与治疗，才可以得到彻底解决。

饮食原则

宜

（1）多吃海带、紫菜、糙米、全麦面类。

（2）宜多吃含锌高的食物，如花生、芝麻、豆制品、坚果类等。

（3）宜每日多吃富含维生素C与E的天然食物，如香椿、绿豆芽、油菜花、龙眼、番石榴、奇异果、释迦、橄榄、木瓜、番茄、葵瓜子、白芝麻、小麦胚芽、松子、麦片等。

（4）多补充胡萝卜素含量比较高的食物，如胡萝卜、芒果、番茄、柿子等。

忌

（1）忌吃辛辣、刺激食品，如：大蒜、辣椒、咖喱、芥末、韭菜、洋葱等。

（2）忌喝浓茶和咖啡，以免眼压升高，加重病情。

推荐食谱

杞菊饮

材料：

枸杞10g、杭菊花5g、绿茶包1袋。

做法：

（1）枸杞、杭菊花与绿茶一起放入保温杯；

（2）冲入沸水500mL加盖，焖15min，滤渣即可饮用。

功效：

改善白内障、飞蚊症、结膜炎、视力减退、头晕。

贴心小叮咛

（1）胃酸过多、胃肠溃疡、胃炎、胃痛忌食。

（2）喝6天停1天。

（3）胃弱者，可省略绿茶。

三宝胡萝卜汁

材料：

有机胡萝卜1条（约300g）、三宝粉（大豆卵磷脂、啤酒酵母、小麦胚芽）各5g。

做法：

（1）胡萝卜洗净后，连皮以分离式榨汁机榨出原汁；

（2）将三宝粉加入胡萝卜生汁，调匀后立即饮用。

功效：

改善视力减退、流鼻水、干眼症、头痛、头晕。

贴心小叮咛

（1）痛风、高尿酸血症、尿蛋白异常、尿素氮异常、肌酸酐异常、尿毒症、功能不全、胃酸过多忌食。

（2）喝3天停1天。

（3）胡萝卜一定要买有机的，才可以连皮使用。

⑬ 皮肤过敏的食疗饮食原则与推荐食谱

◆病理介绍

皮肤过敏是一种最为常见的过敏现象，主要特征是发痒，同时也可能会有红肿、干屑、水泡等症状，这些病症的形状与大小各有不同。偶尔可能会发生胸部紧绷、麻木、肿胀等症状。

皮肤之所以会过敏，大部分是接触到过敏源，例如散播在空气中的花粉、灰尘，会让人皮肤痒、打喷嚏或咳嗽等过敏反应。

◆皮肤过敏的种类

（1）皮肤炎或湿疹。一种非接触性的皮肤症状，特征为发痒性皮疹及会浸出液体的水泡。

（2）接触性皮肤炎。在一段时间内常接触某种物质（如镀镍珠宝、化学物质、清洁剂）所引起的皮肤炎。

（3）风疹及荨麻疹。皮肤会出现瘙痒性的红色肿块，通常在24h之内便会消失。较严重时会侵入深层皮肤，造成血管水肿或荨麻疹。血管水肿的患者经常会出现手、脚、眼部及唇部肿胀的现象。

◆导致皮肤过敏常见导因

（1）药物。如盘尼西林、抗痉挛剂、抗心律不齐等药物。这类问题通常在停药之后便会消失。

（2）食物。甲壳类海鲜、花生、蛋、鱼、乳类、食品添加剂等。

（3）化学物质。染发剂、食品添加剂等。

（4）金属。镍、铬、汞等。

（5）蚊虫叮咬。蜜蜂、蜘蛛、蟑螂、蚊子、蚂蚁等。

（6）动物毛屑。猫毛、狗毛、鸟毛等。

（7）物理性因素。太热、过冷、压力大、运动过度、日光曝晒久等。

饮食原则

宜

（1）多吃清热解毒食物，如鱼腥草、金银花、绿豆、苦瓜、黄瓜、白萝卜、胡萝卜、空心菜、苋菜等。

（2）多喝绿茶、乌龙茶或醋茶。

（3）多食有益肌肤的蔬果，如西瓜、奇异果、柳橙、木瓜、苹果、莲藕、丝瓜、地瓜叶等。

（4）多吃富含维生素C、维生素E、维生素A丰富的食物。

忌

（1）忌吃刺激性食物，如酒、葱、大蒜、辣椒、咖喱、胡椒粉等。

（2）忌兴奋性食物，如咖啡、可可、巧克力、香烟等。

（3）忌食海鲜，如：鱼、虾、蟹、贝类等。

（4）忌吃芋头、南瓜、芒果、牛奶、茄子、蛋等易引起过敏的食物。

（5）忌任何加工食品，如香肠、蜜饯、泡面、罐头、素料等易添加防腐剂。

（6）忌炸、煎、薰、烤等食物，如盐酥鸡、臭豆腐、油条等。

（7）避开宠物。

推荐食谱

乌梅解毒汤

材料：

薏仁、黑豆、麦门冬各40g，乌梅5粒、甘草12g、红枣1枚、黄耆12g、褐色冰糖30g。

做法：

（1）所有材料洗净，放入锅中，加水4000mL合煮，滚后转小火续煮1h，滤渣加入冰糖即可饮用。

（2）所剩薏仁与黑豆，均可食用。

功效：

防病毒、解毒、过敏、荨麻疹。

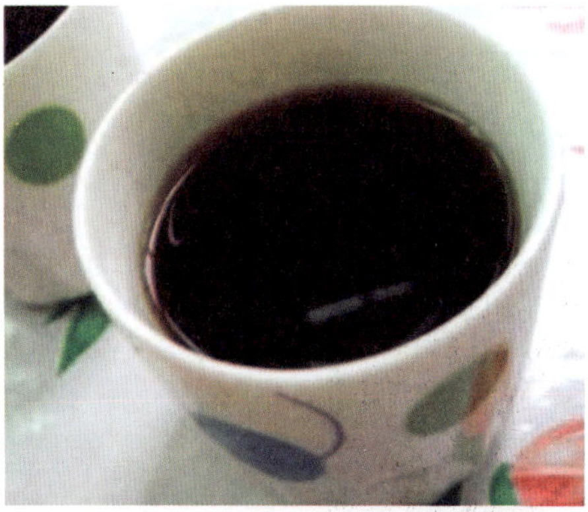

贴心小叮咛

（1）痛风、高尿酸血症、尿蛋白异常、尿素氮异常、肌酸酐异常、尿毒症、洗肾、肾功能不全、肾癌、肾炎、肾结石、乳癌、乳房纤维瘤、子宫肌瘤、子宫颈癌、卵巢癌忌食。

（2）喝3天停1天。

（3）热症者增加玉竹5g，气虚者增加党参20g。

（4）癌症与糖尿病者，不可加糖。

14 青春痘的食疗饮食原则

◆病理介绍

青春痘，又称痤疮或粉刺，是青春期常见的生理现象。由于荷尔蒙分泌旺盛，皮脂分泌量大，导致毛孔堵塞，油脂和废物无法顺利排出，而形成红色丘疹、脓疱，变成“青春痘”。

青春痘是一种常见的皮脂腺失调，其特征是黑头粉刺、白头粉刺及面疱反复地出现。主要是发生在脸面，亦会出现在背部、胸部、肩膀与手臂上。

饮食不当、高盐、糖类和高脂食物偏高、失眠、烦恼、身心压力等，均易诱发青春痘。另外，年轻女性月经来潮前后，也容易产生青春痘，但经期后通常能自然恢复。无论如何，一旦有青春痘时千万不可用手挤压，容易因挤压不当而使伤口受到感染，而且会留下凹洞，形成痘疤。

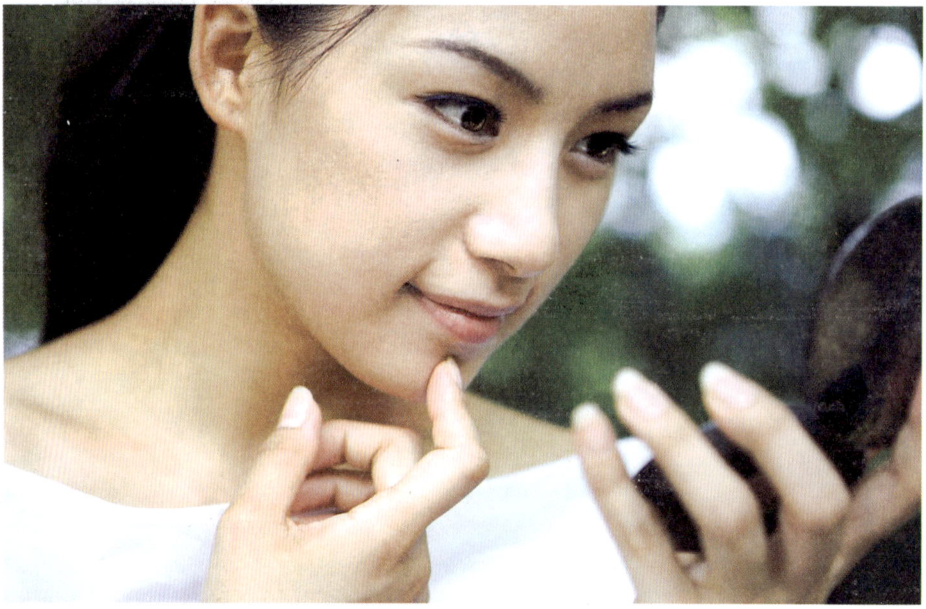

饮食原则

宜

（1）饮食宜清淡，多吃蔬菜水果，例如马齿苋、绿豆芽、冬瓜、荸荠、大白菜、小白菜、莴苣、西红柿、白萝卜、丝瓜、柚子、苹果、枇杷、桑葚、西瓜等。

（2）多吃富含纤维质的食物，例如空心菜、地瓜、无花果等，以防便秘。

（3）宜吃清热解毒的药草，例如左手香、明日叶等。

（4）适当的洗脸，保持脸部清洁舒爽。

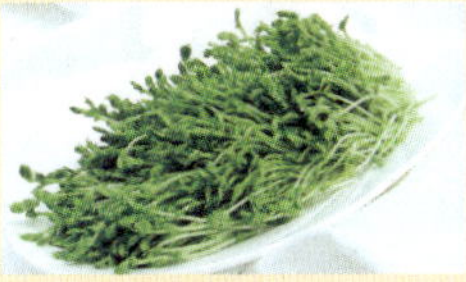
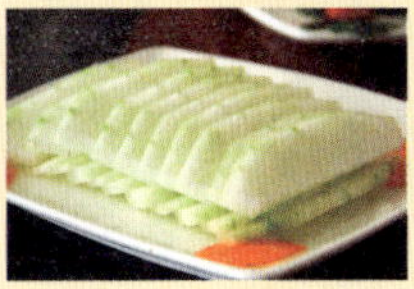
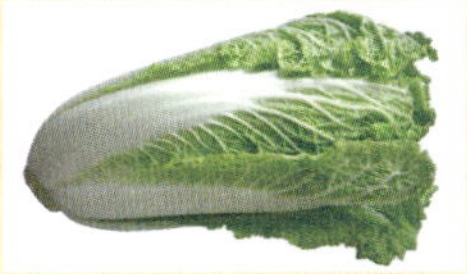
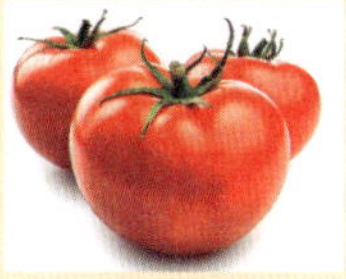

忌

（1）忌吃辛辣、刺激性食物，如酒、葱、姜、洋葱、大蒜、辣椒、咖喱、五香粉等。

（2）忌吃油炸、油煎、烤、烘焙等食物。

（3）禁吃高糖、高脂肪食物，以免让毛细血管扩张，皮脂分泌愈加旺盛，使青春痘更严重。

（4）避免熬夜、吸烟、喝酒。

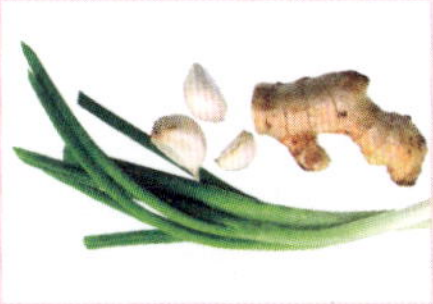
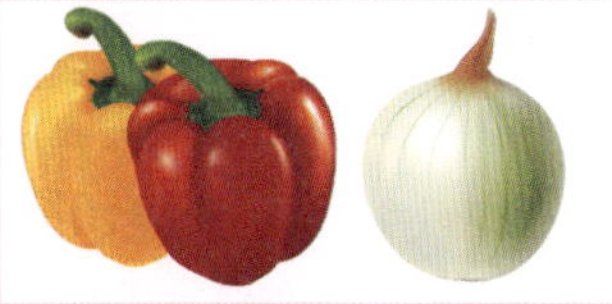

（5）忌用手挤压、搔抓患部，以免细菌感染。

（6）忌滥用药物。

推荐食谱

小白菜苹果柠檬蜜汁

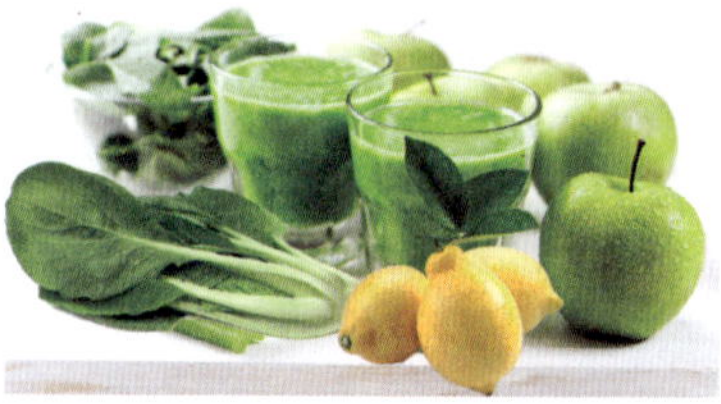

材料：

小白菜150g、苹果1个、柠檬半个、蜂蜜15mL。

做法：

（1）小白菜洗净切碎，加冷开水200mL，用果汁机拌匀，滤渣取汁；

（2）柠檬洗净，以分离式榨汁机榨出原汁；

（3）苹果洗净去皮去籽切丁，连同小白菜汁、柠檬汁，以果汁机拌匀即可。

功效：

改善青春痘。

贴心小叮咛

喝3天停1天。

苋菜豆腐汤

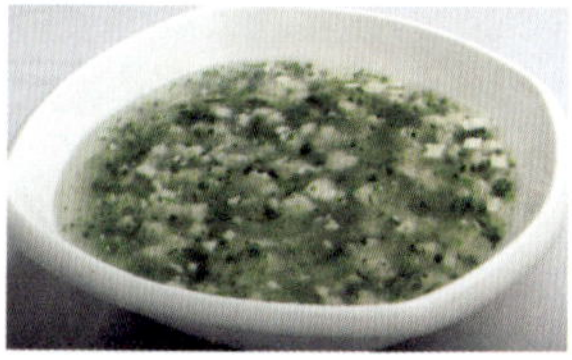

材料：

苋菜200g、豆腐1 块、小芹菜1株、莲藕粉10g。

做法：

（1）苋菜洗净切段，豆腐洗净切小块，小芹菜切末；

（2）苋菜、豆腐加水750mL合煮，滚后转小火续煮5min；

（3）莲藕粉用冷水调匀，趁热加入苋菜豆腐汤中勾芡，酌加粗盐调味，起锅前加入芹菜末即可。

功效：

清热解毒、改善青春痘。

贴心小叮咛

喝6天停1天。

⑮ 便秘的食疗饮食原则与推荐食谱

◆病理介绍

便秘是指当粪便停留在肠道时间太久，造成粪便干硬而无法正常排泄的现象。一般而言，倘若一周内排便少于三次或连续三天都没有排便就是便秘。

便秘症状包括排便次数少、排便困难、必须用力解便、排便时疼痛或有便血、排便后仍有便意、腹胀、腹痛等。

造成便秘的主因包括喝水太少、纤维质摄取不够、缺乏油脂，除此之外，若压力大、缺乏运动也会造成便秘。想要改善这些情况，要养成固定排便的习惯，饮食上除了要营养均衡外，不要吃过多的精制加工食物，多吃新鲜的蔬菜与水果，以便增加纤维质与水分，适当的油脂也很重要的；再加上经常的运动与正常的生活作息，避免熬夜，自然就不会发生便秘的现象了。

◆便秘的危害

便秘会造成人体肠道，血液循环系统，各组织器官大量毒素的沉积、老化和障碍，容易诱发肠癌、肝癌、胰腺癌、乳腺癌，以及各种妇科疾病及心脑血管病。

饮食原则

宜

（1）多吃纤维质食物，如芹菜、韭菜、菠菜、萝卜、香蕉、梨子、空心菜、糙米、海带、高丽菜、马铃薯、牛蒡等。

（2）多喝水，如淡盐水、鱼腥草茶、蜂蜜等。

（3）宜吃富含油脂的食物，如腰果、松子、杏仁、芝麻等。

（4）多吃泻性食物，如芦荟、芹菜、传统豆腐、芦笋、香蕉、西瓜、凤梨、蜜柑、牛蒡等。

（5）便秘严重者，三餐均配食金针菜与传统豆腐（熟食），宜多吃地瓜（番薯）。

（6）养成定时排便习惯。

忌

（1）忌食煎、炸、熏、烤食物，例如炸猪排、油条、洋芋片、盐酥鸡、臭豆腐、炸薯条、烤鸭、烧饼、奶油蛋糕、甜甜圈、小西点等。

（2）忌食任何辛辣、刺激食物，如芥末、沙茶酱、辣椒、咖喱、胡椒粉等。

（3）少吃肉、蛋、奶等。因吃太多会使便秘症状更严重。

（4）少吃糖，因为糖会减弱胃、肠道的蠕动，加重便秘。若要用糖尽量用“寡糖”，因为“寡糖”可助肠道中有益菌（双叉杆菌）的繁殖：或用蜂蜜，因蜂蜜有润肠的效果，但是均不可过量。

（5）忌滥用泻药。长期使用泻药，会造成肠道对药物的依赖性，一旦停药难以恢复排便功能，便秘会更严重。

推荐食谱

通便蔬菜泥

材料：

胡萝卜3cm、大黄瓜3cm、地瓜3cm、海带（干品）6cm、大白菜与包菜各1片菜叶、马铃薯中型1个、香菇（干品）2朵。

做法：

（1）所有材料，有皮的去皮，洗净后切块或切片，加2倍的水合煮（例如菜料1碗，水要加2碗），滚后转小火续煮20min，待凉；

（2）将已熟的菜料与菜汤放入果汁机，搅拌成泥。

功效：

帮助排便。

> **贴心小叮咛**
> 吃6天停1天。

润肠茶

材料：

酵素20mL、健康醋10mL、寡糖10mL、蜂蜜10mL。

做法：

将所有材料，加温开水300mL，调匀即可饮用。

功效：

改善便秘。

贴心小叮咛

（1）尿蛋白异常、尿素氮异常、肌酸酐异常、尿毒症、洗肾、肾功能不全、肾癌、糖尿病、癌症、胃酸过多、腹泻、下痢。

（2）喝3天停1天。

（3）健康醋是指凤梨醋、苹果醋、柠檬醋等。

⑯ 麻痹的食疗饮食原则与推荐食谱

◆病理介绍

痹，是神经功能异常的状态，可能是运动神经发生障碍导致无力，此乃“运动麻痹”，或是知觉神经系统发生障碍，感觉不出冷热和触痛，是为“知觉麻痹”。

久坐时，脚会有想站而不能站稳的麻木感，这是运动神经和知觉神经同时发生障碍的现象。

末梢神经发生障碍，例如突然间脸部半边发生麻痹，即颜面神经麻痹，若手足痛和麻痹，即为多发性神经炎。

甲状腺功能亢进症，会突然间手脚无力，无法站立、步行，发生周期性的四肢麻痹。

麻痹和麻木的具体原因，最好还是尽早求医诊疗。

饮食原则

宜

（1）多补充富含维生素B群的食物，包括小麦胚芽、坚果、酵母粉、糖蜜等。

（2）多吃维生素C的食物，如奇异果、芭乐、木瓜、花椰菜、高丽菜等，能促进胶原蛋白的形成，增加血管弹性。

（3）饮食中，必须有足够的钾、钙、美离子。

（4）维持运动的习惯，每天运动持续30min。

（5）常吃活血的食物，如姜、红枣等。

忌

（1）忌吃辛辣刺激性食物，如辣椒、芥末、胡椒粉、洋葱、咖喱等。

（2）避免煎、炸、烤、熏、烘焙的食物。

（3）勿吃加工食品，如香肠、贡丸、甜不辣、泡面、罐头、臭豆腐、蜜饯等。

（4）避免食用发霉、腌渍、烟熏或添加亚硝酸盐的加工食物。

（5）忌烟酒，以免身体流失大量维生素C及维生素B群。

推荐食谱

红枣杏仁姜茶

材料：

红枣15粒、杏仁粉20g、红糖15g、老姜2片。

做法：

（1）红枣切开去核；

（2）红枣与老姜加水750mL合煮，滚后转小火续煮20min；

（3）加入杏仁粉与红糖，搅拌均匀再煮2min即可，趁温热进食。

功效：

改善抽筋、麻痹、补血补气。

贴心小叮咛

喝3天停1天。

樱桃酒

材料：

樱桃500g、白葡萄酒1000mL、褐色冰糖100g。

做法：

（1）玻璃罐先用沸水烫过，并沥干水分，樱桃洗净后沥干；

（2）将樱桃、白葡萄酒与冰糖装入玻璃罐中，加盖密封半个月即可取饮。

功效：

改善手脚麻痹、类风湿性关节炎。

贴心小叮咛

喝3天停1天。

第二节 慢性病食疗

❶ 胃溃疡的食疗饮食原则与推荐食谱

◆病理介绍

胃溃疡是由胃壁出现溃烂而引起。过度使用止痛剂、精神紧张、压力大、有抽烟和酗酒习惯、胃酸过多及胃壁黏液太少而无法保护胃部等，都会引起胃溃疡。它是一种常见的慢性消化道疾病。严重时胃壁会**出血**，导致吐血或便血，虽然不至于立即丧命，但却对**健康影响甚巨**。

胃溃疡会伴随上腹疼痛、恶心、食欲不振、打嗝或胀气、胃灼热、大便色黑或带血等。只要缺乏任何一种营养素，都会加速溃疡。一旦出现溃疡，要注意饮食均衡。然而某些食物易分泌过多的胃酸均要避免，例如咖啡、浓茶、酒等，大量的食物也会使胃分泌更多的胃酸，所以最好采取**少量多餐**。

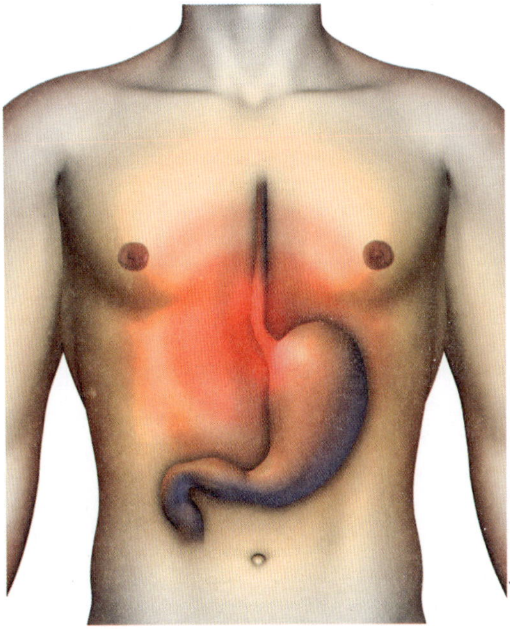

饮食原则

宜

（1）采用低纤维食物如蔬菜嫩叶、瓜果类蔬菜、精细食品，例如面线、面条、豆腐、豆皮、豆花等。

（2）调味宜清淡，采蒸、煮、烫等烹调方式。

（3）宜少量多餐，且细嚼慢咽。

忌

（1）忌食粗纤维食物。例如带梗地瓜叶、无花果、牛蒡、芹菜、豆芽菜、空心菜、竹笋等。

（2）忌食不易消化食物。例如核桃、杏仁、腰果、花生、开心果等。

（3）忌食任何辛辣、刺激食物。例如芥末、沙茶酱、辣椒、咖喱、胡椒粉等。

（4）忌兴奋刺激的食物。例如浓茶、咖啡、抽烟等。

（5）忌吃甜食与甜性水果。例如榴梿、释迦、桂圆、香蕉等。

（6）忌食煎、炸、熏、烤、烘焙，例如炸猪排、油条、洋芋片、盐酥鸡、臭豆腐、炸薯条、烤鸭、烧饼、奶油蛋糕、甜甜圈、小西点等。

推荐食谱

高丽菜原汁（即卷心菜、包菜）

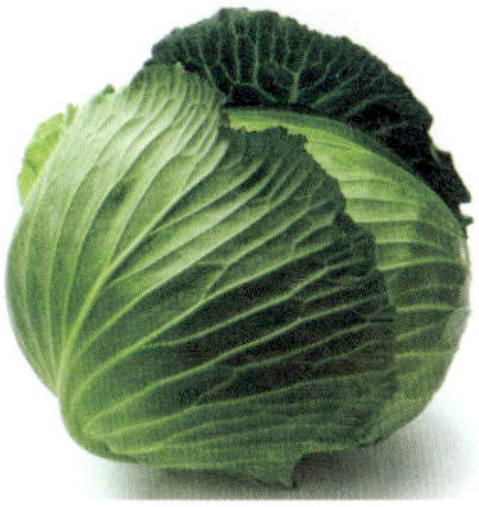

材料：

有机高丽菜250g。

做法：

高丽菜洗净后，用分离式榨汁机榨出原汁150mL。选在空腹时喝，严重者一天喝2次，不严重者一天喝一次。

功效：

胃痛、胃病、胃溃疡、胃食道逆流、慢性胃炎、胃出血、血尿、抗癌、膀胱炎。

贴心小叮咛

（1）尿蛋白异常、尿素氮异常、肌酸酐异常、尿毒症、洗肾、肾功能不全、肾癌忌食。

（2）喝6天停1天。

（3）高丽菜常施洒农药，一定要买有机的。

马铃薯原汁

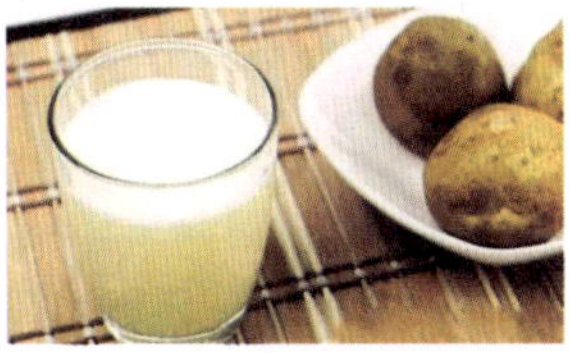

材料：

马铃薯2个（约300g）。

做法：

（1）马铃薯不可有绿皮或长芽，洗净后将表面上所有的芽眼用尖刀挖掉；

（2）表皮不要削，切块用分离式榨汁机榨出原汁至少150mL；

（3）沉淀3min，淀粉不吃，只喝上层澄清的汁液（沉淀的白色淀粉勿丢，晒干后可当勾芡的粉使用）。

功效：

抗癌、胃痛、胃出血、胃酸过多、胃溃疡、胃食道逆流。

贴心小叮咛

（1）尿蛋白异常、尿素氮异常、肌酸酐异常、肾炎、尿毒症、洗肾、肾功能不全、肾癌忌食。

（2）喝3天停1天。

（3）有胃酸过多时，采用马铃薯原汁，无胃酸过多时，改用马铃薯苹果汁。

2 关节炎的食疗饮食原则与推荐食谱

◆关节炎病人的饮食

对关节炎病人来说，吃什么、喝什么，和病情的程度密切相关。特别是在淀粉、纤维、钠和酒精的摄取方面，因为这些东西会直接影响到病情。

◆淀粉提供能量、避免腹泻

专家指出，富含淀粉和纤维的食物可以帮助身体保有活力并使肠道维持正常功能。这类食物绝大多数脂肪含量较低，因此在提供身体所需的维生素和矿物质的同时，也能使体重不断上升（番薯就属于这类食物）。

这类淀粉高、纤维多、热量低的食物，一般说来都十分美味，只要稍加烹调，就能勾起食欲。而这类食物对于腹泻与便秘也有预防功效，可以用来对付某些关节炎药物所引起的消化道毛病。

何况，淀粉类食物也富含碳水化合物，有助于供应身体所需能量，日常饮食中如果减少脂肪和糖的摄取，就必须增加淀粉类食物的摄取量，因为这是身体另一个能量来源。淀粉类食物还有一个好处，就是体积较大，有助于缓解病患的腹泻。

◆纤维免除副作用、消除便秘

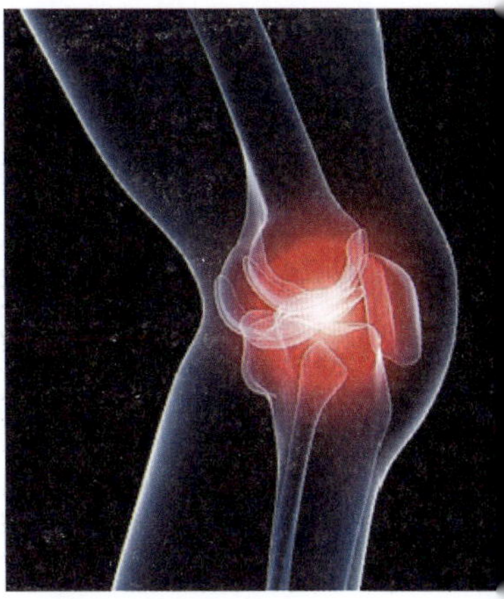

某些关节炎病人刚开始服用某些药物，会有腹泻现象，如果摄食淀粉类食物之后，腹泻情形还是没有改善，就必须告诉医师，医师会根据病情，改换另一种药物。

至于纤维，其最大的功能是有助于避免便秘和维持肠道运化正常。这是由于植物性食物（主要是蔬菜和水果）的纤维部分，无法为人体所消化，却可以软化粪便，使其更快地从肠道排出。

◆钠适量摄取，可选低钠饮食

许多罹患关节炎的老年病人同时也有高血压，因此必须留意钠的摄取，冷冻食品和快餐大都含有较多的钠，病患最好尽量少吃；而一些关节炎药物，如皮质类固醇（Corticosteroid）也会使身体留住太多的钠，而钠会导致身体水的含量太多而影响到血压，病患不妨请医师推荐低钠饮食。所幸现在市面上已有许多低盐或无盐食品可供选择。

◆戒掉酒精最好，以免降低药效

酒精会干扰关节炎药物的疗效，也会使病患骨骼变得脆弱，并使体重上升，必须非常小心。专家指出，对于关节炎病人，在服用某些药物的同时喝酒，可能会使副作用加重。

例如，在服用非类固醇抗发炎药物或阿司匹林期间喝酒，极可能会引发胃方面的毛病；又如在服用亚乙酰氨基酚（Acetaminophen）药物时大量喝酒，可能会损害到肝脏；在服用抗痛风药物时大量喝酒，也非常可能引发胃疾并升高血液中的尿酸含量，降低药物疗效。

总之，在治疗关节炎期间，若要喝酒，一定要了解饮酒的安全量，才能确保药物能够发挥应有的疗效，也才能让你免除关节炎之苦。

推荐食谱

鱼腥草艾草茶

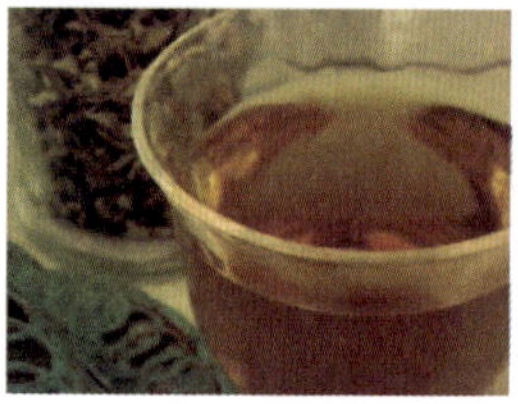

材料：

鱼腥草（干品）50g、艾草（干品）25g。

做法：

鱼腥草、艾草洗净后，加水3000mL泡10min，大火滚后转小火，续煮20min，滤渣即可。

功效：

更年期、神经痛、手臂酸痛、关节炎、五十肩。

贴心小叮咛

（1）尿蛋白异常、尿素氮异常、肌酸酐异常、尿毒症、洗肾、肾功能不全、肾癌、频尿忌食。

（2）喝3天停1天。

五行蔬菜汤

材料：

胡萝卜1/2条、白萝卜1/4条、白萝卜叶约200g、牛蒡1/2条、香菇2朵（要经阳光曝晒2天以上）。

做法：

所有材料洗净后，连皮切碎，加水3~4 倍合煮，滚后转小火续煮60min，滤渣即可饮用，所剩的材料可留待日后当作佐菜。

功效：

对于口腔溃疡、舌头破、口鼻生疮、支气管炎、牙周病、免疫力低有改善作用，也可改善酸性体质、肝炎、肝硬化、肝癌、肺炎、肺结核、肺癌、便秘、活化脏腑机能、红斑性狼疮、胃癌、脂肪肝、带状疱疹、淋巴癌、蛀牙、肾癌、膀胱癌、鼻咽癌、头部肿瘤、前列腺癌、便秘、类风湿关节炎、鸡眼、大肠息肉等。

贴心小叮咛

（1）喝6天停1天。

（2）体质较寒者，喝五行蔬菜汤时，可与糙米茶搭配饮用。

（3）痛风患者，不宜饮用过量。

（4）五行蔬菜汤只适合“非腺体癌症”，妇科肿瘤（如乳癌、乳房纤维瘤、卵巢发炎、卵巢癌、子宫肌瘤、子宫颈癌等）并不适合。

3 心脏病的食疗饮食原则

◆病理介绍

心脏动脉壁上由于长年累月存积脂肪，阻碍供应心脏血液的动脉，导致血液量减少，使心脏组织缺氧，就会引发心脏病。一般除了先天性心脏功能不全外，胆固醇过高、高血压、糖尿病、甲状腺机能低下、动脉硬化、过度肥胖、内分泌失调等，都易引起心脏病。

呼吸急促与胸痛是心脏病最常见的表现，会发生在活动中，也会发生在静止时。心脏病的发作症状伴随冒汗、血压降低、脉搏弱、晕眩、脸色苍白、呕吐等现象。

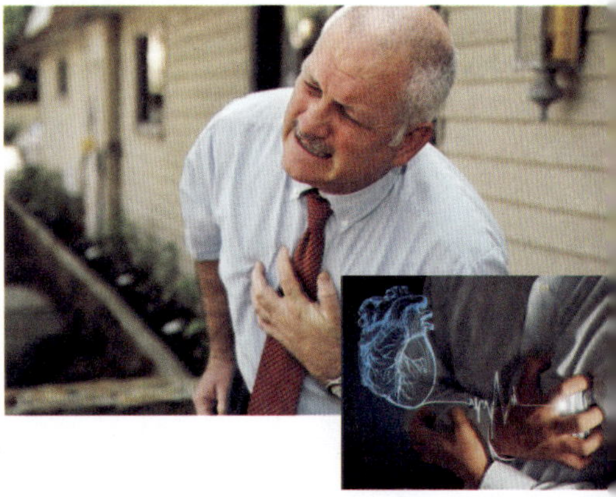

由于现代人饮食习惯造成的脂肪过多使血管易阻塞，又加上缺乏运动及生活紧张，便提高了心脏发病的比率。

心脏功能强弱的自测法：早上起床时，自量手腕内侧的脉搏，若是在60次以下表示心脏很强，60~75次十分正常，超过80次以上，则亮起红灯，要赶紧改善饮食，调整作息，保养心脏。

饮食原则

宜

（1）少油、少盐、少糖的饮食原则。

（2）多吃高纤维的蔬菜水果，多选择全谷类食物或未加工的豆类。如芥蓝菜、空心菜、地瓜、芋头、竹笋、芦笋、糙米、燕麦、全麦面包、黄豆、红豆、绿豆等。

（3）多摄取维生素E，强化心肌，防止血凝块的形成，减少胆固醇。如小麦胚芽、芝麻、橄榄油等。

（4）适度的运动，以解除压力，宜少量多餐。

（5）多吃大豆卵磷脂，可分解脂肪与不良胆固醇，防范因血凝块而引起的中风。

忌

（1）忌吃高糖食物，以免因血糖升高而使三酸甘油酯的合成增加，引发血脂升高，对心脏不利。

（2）忌吃太咸，忌浓茶、咖啡。

（3）忌烟，尼古丁会刺激肾上腺素，加快心跳，血管收缩，血压升高。

（4）忌高油脂食物，如肥肉、培根、鸡鸭皮、猪皮、鱼皮、奶油等。

（5）忌吃胆固醇含量高的食物，包括动物内脏（脑、肝等）、蛋黄、贝壳类及鱼卵等。

（6）忌暴饮暴食，过胖会诱发冠心病。

（7）忌剧烈与刺激的运动。如高空弹跳、鬼屋、海盗船等。

（8）忌发怒，情绪失控，会使交感神经兴奋，血压升高引发心肌梗死。

推荐食谱

艾草红枣汤

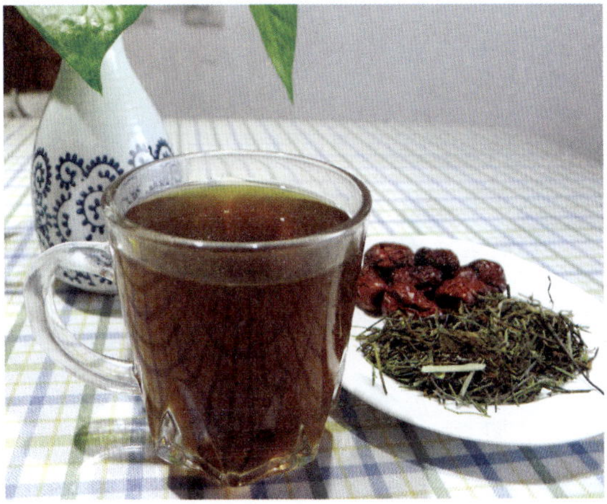

材料：

艾草（干品）50g、红枣15粒。

做法：

（1）红枣洗净切开去核，艾草洗净；

（2）将所有材料加水3000mL，先浸泡10min，再以大火煮滚，转小火续煮20min，滤渣即可当茶饮用。

功效：

对五十肩、心肌梗死、心律不齐、心悸、心脏缺氧（胸闷）、手脚冰冷、老人斑、低血压、活化脏腑机能、狭心症、退化性关节炎、骨刺、高三酸甘油酯、偏头痛、动脉硬化、黑眼圈、酸痛、头痛、头晕、胆固醇高、类风湿性关节炎、听力障碍、改善动脉硬化、心脏病、疝气、促进血液循环、神经衰弱、头痛、头晕、月事不顺、腰酸背痛、鸡眼、坐骨神经、静脉曲张、帕金森氏症有改善作用。

贴心小叮咛

（1）喝3天停1天。

（2）癌症与肾功能异常者不宜多喝。

（3）若嫌味苦，可酌加蜂蜜调味。

（4）阴虚血热者艾草不宜单独使用。

奇异果精力汤

材料：

奇异果1个、香蕉1/2根、苜蓿芽1碗（约75g）、豌豆苗1碗（约75g）、甜椒75g、腰果5粒。

做法：

（1）腰果洗净后泡沸水20min，待软化后沥干；

（2）奇异果、香蕉去皮，切小块；

（3）苜蓿芽、豌豆苗洗净，甜椒洗净、切碎后，与其他材料放入果汁机，酌加冷开水200mL拌匀即可，宜趁鲜饮用。

功效：

心脏病、血栓、动脉硬化。

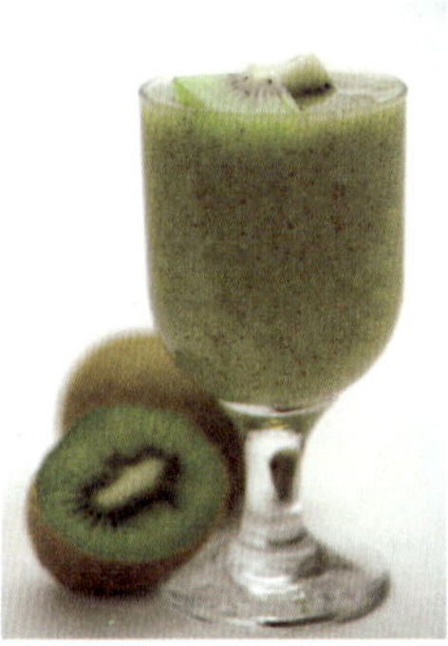

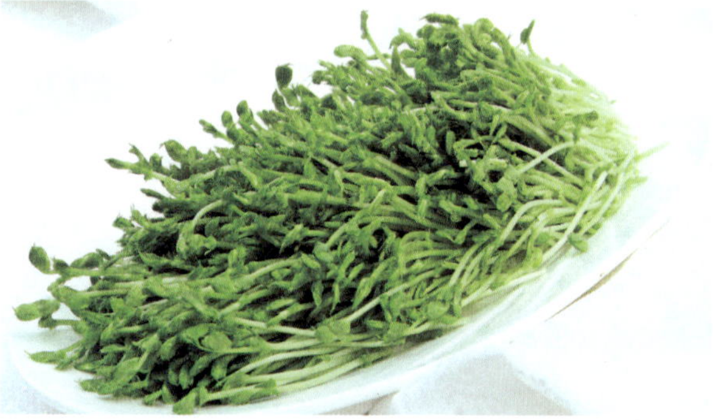

贴心小叮咛

（1）尿蛋白异常、尿素氮异常、肌酸酐异常、肾炎、尿毒症、洗肾、痛风、高尿酸血症、红斑性狼疮、肾功能不全、肾癌、肠炎、腹泻、血糖偏高忌食。

（2）喝6天停1天。

（3）可以松子20~30粒取代腰果。

（4）可以用其他芽菜取代苜蓿芽。

4 痛风的食疗饮食原则

◆病理介绍

痛风是一种**代谢异常**的疾病，主因是体内的“嘌呤”代谢紊乱，导致血液中**尿酸**过高，当体内尿酸无法排出，与**钠**结合后，就会形成尿酸**结晶，沉淀在关节、肌腱、软骨、肾脏**等处。一旦发作，造成急性关节炎，会引起红肿、发热现象，非常疼痛。虽然发作后肿痛会渐渐缓解，但是无法预料何时会再发作，即使有时尿酸值正常，也有发作的可能。

一般而言，**尿酸**高再加上**酸性的体质**，最容易引发痛风，所以饮食上要注意**嘌呤**的含量，忌食高嘌呤的食物，同时不要吃酸性的食物，将体质渐渐转换成弱碱性，再加上适当的运动，喝足够的水，加速身体的代谢，如此就能减低痛风的发生率。

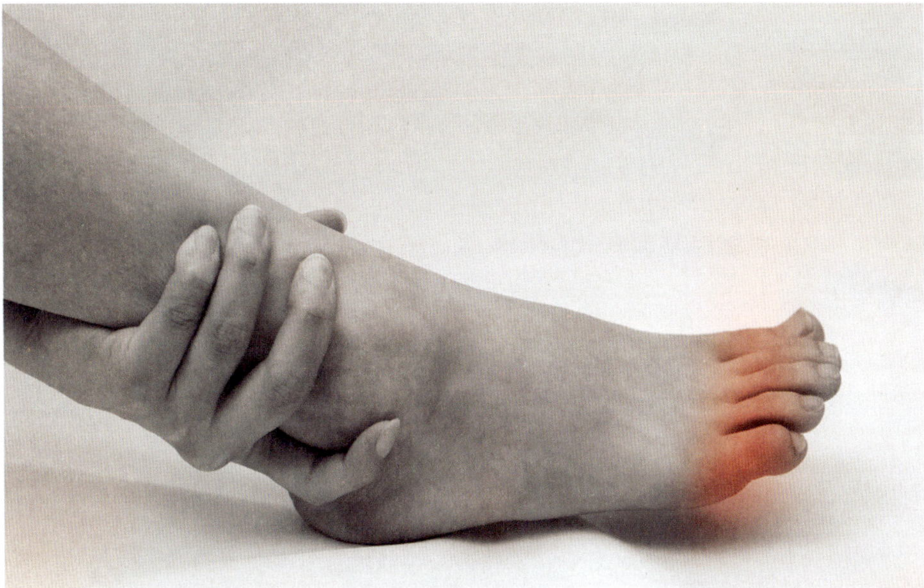

饮食原则

宜

（1）多摄取碱性食物，如莲藕、芹菜、西红柿、茄子、大黄瓜、胡萝卜、凤梨等，因尿酸在碱性体质中易溶解、排出；反之，酸性体质易发生尿酸沉淀而加重病情。

（2）每天喝水量至少3000mL以上，帮助尿酸排出体外，避免因痛风而引起的肾结石。

（3）多吃樱桃，可以纾解痛风。

（4）低热量饮食，以免因肥胖增加体重导致病情加重。

（5）保护关节，不要绊到脚趾，同时勿穿过紧的鞋子。

（6）适量补充A、B群、C、E等维生素。

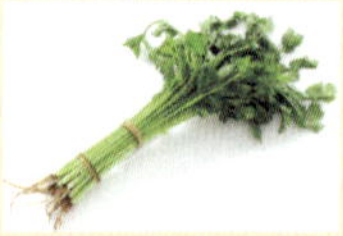
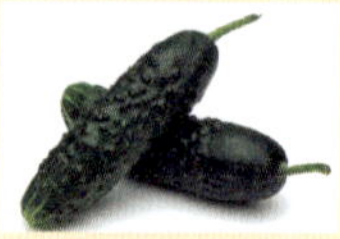
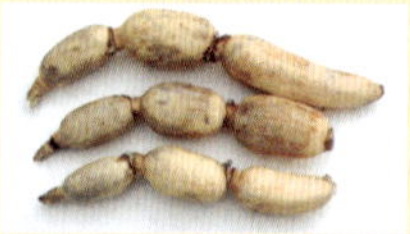
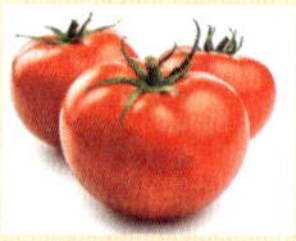
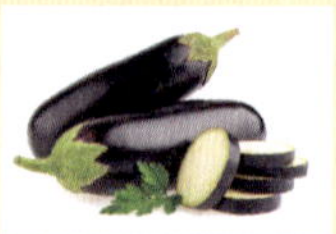

忌

（1）忌含嘌呤（purine）的食物，以避免促成高量尿酸，如海带、芦笋、紫菜、银耳、腰果、酸奶、啤酒酵母等。

（2）忌以减肥餐方式控制体重，以免因禁食造成细胞分解，将尿酸释出来。

（3）忌饮酒，尤其是啤酒，咖啡及茶可适量饮用。

（4）忌高脂及高糖类食物。

（5）忌食黄豆、黑豆、绿豆、红豆、菇菌类（草菇、香菇、洋菇等）。

（6）忌动物内脏、海产。

推荐食谱

淡竹叶葫瓜汤

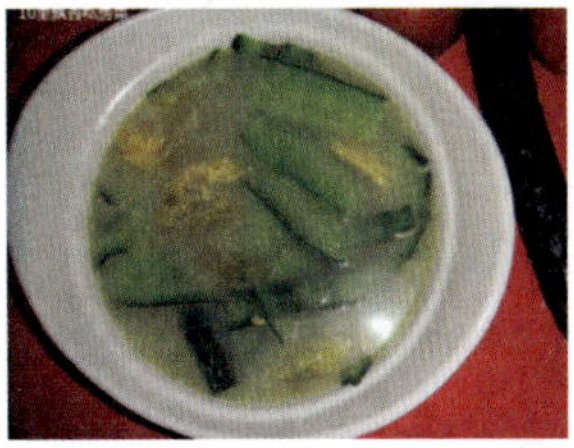

材料：

干淡竹叶2 卷（中药房有售，干品约30g）、葫芦瓜1个（约600g）。

做法：

（1）将葫芦瓜洗净，将蒂头与尾部切除，连皮切片，淡竹叶洗净，沥干备用。

（2）葫芦瓜、淡竹叶加水3500mL合煮，滚后转小火续煮45min，滤渣当茶饮。有助于利尿排毒。

功效：

对于腰酸背痛、肾功能障碍、高尿酸、痛风、尿毒症、水肿等有改善作用。

贴心小叮咛

（1）腹泻、下痢忌食。

（2）喝6天停1天。

（3）若体质偏寒者，可添加生姜2片或红枣15粒（切开不去核）。

高钾果菜汁

材料：

胡萝卜250g、西洋芹100g、苹果1个（150g）。

做法：

（1）苹果削皮去籽切块；

（2）胡萝卜洗净、切成条，西洋芹洗净、切段；

（3）所有材料用分离式榨汁机榨出原汁，充分拌匀即可饮用。

功效：

缓解痛风。

贴心小叮咛

（1）尿蛋白异常、尿素氮异常、肌酸酐异常、尿毒症、洗肾、肾功能不全、肾癌忌食。

（2）喝3天停1天。

5 高血压的食疗饮食原则

◆病理介绍

高血压本身的症状并不明显，有时会头痛、头晕、失眠、呼吸急遽，时间一久，会逐渐引起心脏病，严重还会引起的心、脑、肾并发症，是脑溢血、冠心病的主要危险因素。血压跟年龄有一定的关系，随着年龄的增加，心血管死亡率和危险性也随着血压的升高而逐渐增加。

同时发现，**血压和饮食是息息相关**，有些人爱吃油腻的食物，但动物性脂肪在人体内会转变成坏的胆固醇，当血液中坏的胆固醇增多时，血液的比重就会增加，血液变得黏稠而不易流动，而要维持人体正常的生命活动，心脏和血管就要加大压力，无形中就会增加心脏和血管的负担。此时，若加上经常食用高钠的食物，水分就易滞留在体内，徒增心脏的负担，也是血压升高的主因之一。

另外，血压与生活习惯也是密不可分，有些人因个性使然，容易紧张或对事情经常反应过度，自然血压也会升高。

由此可知，控制血压最好应从饮食、生活、运动、休闲等多方面着手，让血管保持弹性与流畅，同时要定期到医院测压或自备血压计，以了解血压的变化及控制情形。

饮食原则

宜

（1）宜多吃清热、凉血、解毒食物，如绿豆、苦瓜、丝瓜、空心菜、萝卜、莲藕、芹菜、西红柿、黑木耳等。

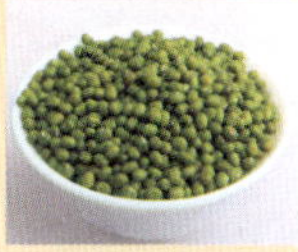

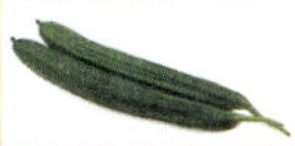

（2）宜多喝水，每日饮水量要在2500mL以上。

（3）少油、少盐、少糖，宜素多荤少。

（4）要情绪平稳，不宜太激动及熬夜晚睡。

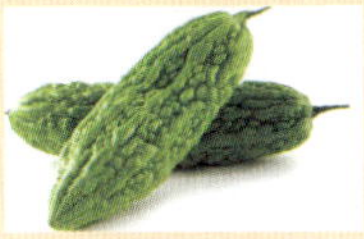

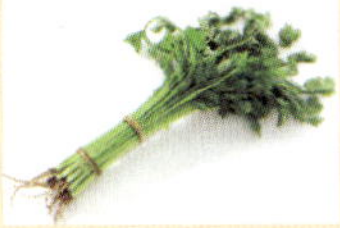

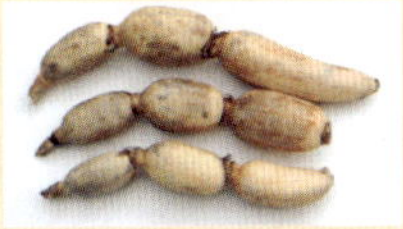

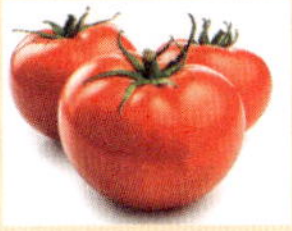

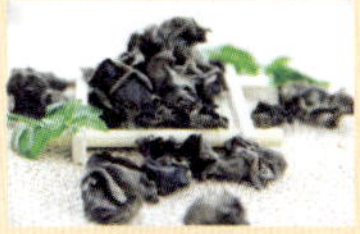

忌

（1）忌兴奋刺激的嗜好品，如浓茶、咖啡、香烟等。

（2）忌盐，故少用淋汁，如肉臊等；少用色拉酱及调味料，如：沙茶酱、酱油等。

（3）忌高胆固醇的食物，如蛋黄、肝脏、虾、蟹等。

（4）不宜食用人参，因人参含有抗脂肪分解的物质，会抑制体内脂肪的分解，对动脉硬化有害无益。

（5）忌吃辛温燥热性食物，如辣椒、酒、韭菜、大蒜、洋葱、胡椒、芥末、红辣椒等。

（6）忌食煎、炸、烤，例如炸猪排、油条、洋芋片、盐酥鸡、臭豆腐、炸薯条等。

（7）不宜做刺激性活动，

（8）忌熬夜晚睡。

推荐食谱

净血蔬果汁

材料：

胡萝卜1根（约250g）、西芹2片（约130g）、大西红柿1个、柠檬1个。

做法：

（1）所有材料洗净，胡萝卜去皮切块，大西红柿去蒂切块，西芹切段，柠檬去皮、对切；

（2）将胡萝卜、柠檬、西芹与西红柿，用分离式榨汁机榨出原汁，再把所有汁液混合拌匀，即可趁鲜饮用。

功效：

对于高血压、美肤、计算机手、青春痘、五十肩、头皮屑、鸡眼、心脏病、减肥、净化血液、静脉曲张、大肠息肉有改善作用。

贴心小叮咛

（1）尿蛋白异常、尿素氮异常、肌酸酐异常、尿毒症、洗肾、肾功能不全、肾癌、腹泻、下痢忌食。

（2）喝3天停1天。

（3）有机的胡萝卜，可以连皮一起用。

五汁饮

材料：

苹果1个（约100g）、大黄瓜1/4根（约150g）、苦瓜1/4根（约100g)、青椒1/4个（约50g）、西芹2片（约100g）。

做法：

（1）苹果、大黄瓜去皮切块，苦瓜、青椒、西芹洗净切块；

（2）所有的材料用分离式榨汁机榨出原汁，现榨现喝。

功效：

富含酵素，清凉退火，加速淋巴循环，有助于利尿排毒。改善头晕、头痛热症、计算机手、减肥、高血压、耳鸣、中耳炎、头皮屑、鸡眼、高尿酸、肥胖、癌症、皮肤病、胰脏癌、麦粒肿、大肠肉等。

贴心小叮咛

（1）脾胃虚寒元气不足、尿蛋白异常、尿素氮异常、肌酸酐异常、尿毒症、洗肾、肾功能不全、肾癌、肾结石、尿道结石忌食。

（2）喝3天停1天。

（3）胃炎属虚寒症者，不宜多饮用。

（4）尽量选购有机栽培的，并充分洗净，可连皮一起使用。

6 糖尿病的食疗饮食原则

◆病理介绍

当人们吃下**淀粉与糖类**时，人体会将淀粉与糖类转变成**葡萄糖**，胰脏会分泌胰岛素，将葡萄糖转换成能量，以供身体所需。当胰岛素分泌不足，葡萄糖就无法被转换，而造成**血中葡萄糖过多**，再经由肾脏随着排尿而排出体外，以致尿中含糖，这就是所谓的糖尿病。

糖尿病是一种新陈代谢失调的症状，主要症状是“三多一少”，即“喝多、吃多、尿多”及“体重减少”，糖尿病患者往往容易出现化脓性感染、肺结核、动脉硬化、神经病变、肾功能异常、眼部病变等并发症，严重时会导致失明或截肢。

糖尿病有一小部分是来自遗传，然而**饮食不当和饮食遗传**也是主因，可以通过**适当的运动以及饮食的控制**达到预防。饮食上要少量多餐，必须谨慎控管热量的来源，严禁食用糖分高的蔬果与食品。而进行胰岛素疗法的患者，要经常补充维生素C，以防因治疗所造成大量流失。同时也要摄取足够的维生素A与B群，以防**视网膜**的病变。

饮食原则

宜

（1）多吃山药，对糖尿病十分有利，可当主食，最好在三餐前，先吃山药100g左右，再吃杂粮饭（薏仁+燕麦粒+糙米），如此限制米食与面食的摄取，才有助于稳定血糖值。

（2）“苜蓿芽”具有丰富的酵素、维生素、矿物质，可帮助糖尿病患者减少并发症的危险性，一天至少吃两次，早晚各吃1碗。

（3）宜喝小麦草汁，或已服麦绿素或麦草制品，对糖尿病的帮助最为明显，每日早晚各喝30~50mL。

（4）少油、少盐、禁糖，宜穿柔软的鞋。

（5）勤做运动，控制理想体重，以防过胖。

（6）三餐宜定时定量，多吃菜，少吃米饭面食。

忌

（1）忌食精致的白米或白面。

（2）忌甜度过高的水果，如榴梿、香蕉、荔枝、龙眼、瓜果类等。

（3）忌食胆固醇含量高的食物，如动物性内脏、虾蟹等。

（4）忌高脂肪的食物，如油条、炸薯条、蛋糕、乳酪、熏鸡、烤鸭等。

（5）忌抽烟，抽烟会导致呼吸及循环系统更差，易使糖尿病患者产生高血压、心脏病等并发症。

（6）忌用花生粉、沙茶酱、芝麻酱等过于油腻的调味料。

（7）忌食坚果类，如腰果、松子、核桃、花生等。

（8）忌太咸，忌食任何加工产品。

推荐食谱

降血糖精力汤

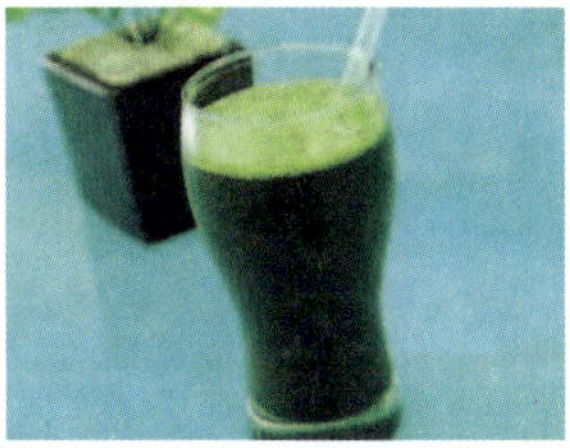

材料：

红色地瓜叶、红凤叶、白凤菜共300g、番石榴2个、奇异果1个。

做法：

（1）番石榴去籽切块，奇异果去皮切丁；

（2）红色地瓜叶、红凤菜、白凤菜皆洗净切碎；

（3）所有材料洗净，酌加冷开水，用果汁机搅拌现做现喝。

功效：

改善糖尿病。

贴心小叮咛

喝6天停1天。

火龙果生菜沙拉

材料：

火龙果1个、土芭乐1个、苜蓿芽75g、番茄（大）1个、松子20~30粒、三宝粉（大豆卵磷脂、小麦胚芽、啤酒酵母）各5g。

做法：

（1）番茄切小块，松子泡温开水15min使软化；

（2）将番茄与松子用果汁机拌匀，即成番茄酱；

（3）火龙果洗净、去皮后切块、土芭乐洗净后去籽、切块；

（4）所有材料装入盘中，洒上三宝粉及番茄酱即可享用。

功效：

改善糖尿病。

贴心小叮咛

（1）尿蛋白异常、尿素氮异常、肌酸肝异常、尿毒症、洗肾、肾功能不全。肾癌、红斑性狼疮、痛风、高尿酸血症、血糖偏高、胃炎、胃肠溃疡（胃肠出血）、胃痛、脾胃虚寒、元气不足忌食。

（2）吃6天停1天。

7 帕金森氏症的食疗饮食原则与推荐食谱

帕金森氏症(Parkinson's disease)是常见的神经退化性疾病，人体内黑质中制造多巴胺之细胞退化，造成基底核神经元退化，黑质内之细胞丧失80%时，病征才会出现，常发病于60岁以上的成年人，目前造成退化的原因仍不清楚。

帕金森氏症发病症状：

早期时活动力缓慢、肌肉疼痛、震颤、僵硬、运动不能（迟缓）、脸部表情僵硬等。

中、晚期病人走路时会有腿僵直的情形，出现典型的碎步动作，站立时有头部屈曲、肩膀下垂、脊柱前弯。

药物治疗：提供多巴胺至基底核，常用药是carbidopa、levodopa,如果突然中断服药或情绪受到创伤会引起帕金森危机（Parkinsonian crisis）病人的病情会恶化且伴有焦虑、流汗、心搏过速、呼吸过速等情形。

外科治疗：一般是丘脑切除术（改善震颤情形）。

推荐食谱

艾草红枣汤

材料：

艾草（干品）50g、红枣15 粒。

做法：

（1）红枣洗净切开去核，艾草洗净；

（2）将所有材料加水3000mL，先浸泡10min，再以大火煮滚，转小火续煮20min，滤渣即可当茶饮用。

功效：

改善五十肩、心肌梗死、心悸、心脏缺氧(胸闷)、手脚冰冷、老人斑、低血压、活化脏腑机能、退化性关节炎、骨刺、高三酸甘油酯、偏头痛、动脉硬化、黑眼圈、酸痛、头痛、头晕、胆固醇高、类风湿性关节炎、听力障碍、改善动脉硬化、心脏病、疝气、促进血液循环、神经衰弱、麻痹、头痛、头晕、月事不顺、腰酸背痛、鸡眼、坐骨神经、静脉曲张、帕金森氏症等。

贴心小叮咛

（1）喝3天停1天。

（2）癌症与肾功能异常者不宜多喝。

（3）若嫌味苦，可酌加蜂蜜调味。

（4）阴虚血热者艾草不宜单独使用。

菠萝苹果汁

材料：

菠萝200g、苹果1个。

做法：

（1）菠萝、苹果洗净去皮切块；

（2）二者以分离式榨汁机榨出原汁，充分拌匀即可饮用。

功效：

改善肾脏病、发育不良、便秘、耳鸣、帮助消化、增胖、静脉曲张、食欲不振、疝气、静脉曲张、帕金森氏症等。

贴心小叮咛

（1）糖尿病、胃酸过多、胃肠溃疡忌食。

（2）喝6天停1天。

8 阿兹海默症的食疗饮食原则与推荐食谱

◆病理介绍

阿兹海默症（Alzheimer's disease），一般在50岁左右，脑机能便提早开始衰退，而且衰退的速度十分快速，在数年内就造成日常生活及社会能力的严重障碍。造成阿兹海默症的可能原因是病人的大脑皮质纠缠大量的神经纤维和充满了老化的斑块，使得脑部萎缩，脑神经细胞明显减少与丧失，整个脑的重量也比正常人轻10%～15%。若从神经化学传导物质的研究显示，病人的记忆力及认知功能异常，主要是脑部的神经传导物质——乙酰胆碱大量减少。导致阿兹海默氏症的原因仍未确定，它是由多种而非单一因素引起，而这些病因更会因人而异。

◆可能病因

（1）使用铝制品。长期下来伤害神经系统。

（2）手机电磁波。手机所释出的放射线。

（3）小脑袋基因。理论上，较小的脑袋，脑容量也较小，会较早发生阿兹海默症的症状。

（4）呆坐沙发看电视。这种发呆的人，罹患阿兹海默症的概率是喜爱动脑思考者的2.5倍。

饮食原则

宜

（1）维生素C与E。抗氧化作用，保护神经细胞，有益血管。

（2）西红柿。含有丰富的维生素E及胡萝卜素，因为有助于活化细胞，可预防阿兹海默症。

（3）咖啡。咖啡因具有治疗阿兹海默症的功效。

（4）雌激素。女性在停经后补充雌激素，可以减少30%~40%罹患阿兹海默症的概率。

（5）多吃鱼。多摄取胆固醇低的鱼。

（6）运动。规律适度的运动可以改善睡眠、提升情绪，安定焦虑。

（7）按摩。可以减轻病人的焦虑和激动。

（8）其他。宠物、音乐、芳香疗法等，可以使焦虑、激动的阿兹海默症病人心灵平静下来。

（9）多喝开水。

忌

（1）忌烟、酒。

（2）忌食任何辛辣、刺激食物，例如芥末、沙茶酱、辣椒、咖喱、胡椒粉等。

（3）忌重口味的食物。如腌渍物、熏烤食物、油炸、油煎食物。

推荐食谱

五谷米壮骨饭

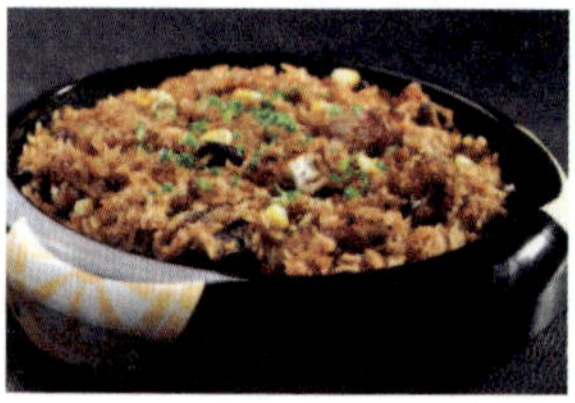

材料：

五谷米150g、地瓜200g、牛蒡50g、黑芝麻粒1匙（约15g）。

做法：

（1）地瓜洗净去皮切丁，牛蒡洗净去皮刨细丝，浸入盐水以免氧化变黑。五谷米洗净加水200mL泡2min；

（2）加入所有材料放入电饭锅，蒸煮成饭即可食用。

功效：

延迟老化。

贴心小叮咛

（1）乳癌、乳房纤维瘤、卵巢癌、子宫肌瘤、子宫颈癌忌食。

（2）吃6天停1天。

银耳百合红枣汤

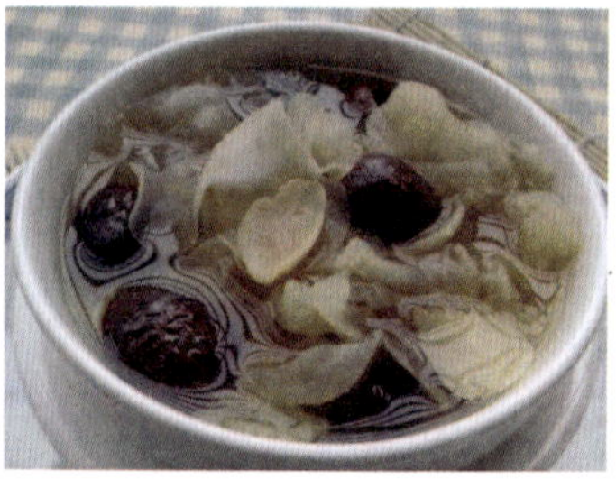

材料：

白木耳（干品，又名银耳）10g、百合（干品）30g、红枣20枚。

做法：

（1）将银耳泡软切碎，百合洗净泡水30min使软化，红枣洗净切开去核；

（2）银耳加水200mL，入果汁机搅拌均匀；

（3）所有材料加水1000mL合煮，滚后转小火续煮至熟烂，即可食用。

功效：

润肺爽声、止咳化痰。

贴心小叮咛

喝6天停1天。

9 中风的食疗饮食原则与推荐食谱

◆病理介绍

当脑部的血液循环受到迫害或中断，造成脑细胞因缺氧而坏死就会导致中风。中风大致可分为缺血性（脑血栓及脑栓塞）及出血性两种。主要是因为脑部血管阻塞或是出血，导致行为、言语等机能发生障碍。本身患有高血压、高胆固醇、心脏病、糖尿病或是过度肥胖者，都容易引发中风。

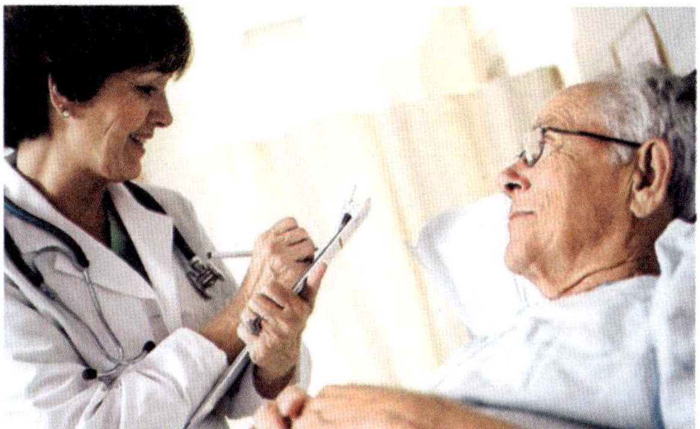

一般中风前不会有太多的征兆，倘若生活上突然出现四肢反应迟钝，甚至无法运作、语言表达不清、视力模糊、肢体末梢麻痹、吞咽困难、意识不清、甚至昏迷等现象，都有可能是中风的现象。

平日饮食上要注意是否吃了过多的动物性脂肪、烟酒过量、抽烟过多，以及不爱运动等。饮食上力求均衡，多摄取含有维生素E的食物，可以预防血凝块，降低中风的概率。

饮食原则

宜

（1）宜多吃清热凉血解毒食物，如绿豆、苦瓜、丝瓜、空心菜、萝卜、莲藕、芹菜、番茄、黑木耳等。

（2）宜常吃各种芽菜，如苜蓿芽、豌豆苗、小麦芽、绿豆芽、萝卜缨、黄豆芽、绿花椰菜芽、荞麦芽、黑豆芽、空心菜芽等。

（3）宜多喝水，每日饮水量要2500mL以上。

（4）洗澡前先干刷身体，促进血液循环。

（5）少油、少盐、少糖。

（6）宜素多荤少。

忌

（1）忌烟、酒、咖啡等。

（2）忌高钠的调味品，如沙茶酱、芥末、辣椒酱等。

（3）忌高胆固醇的食物，如蛋黄、肝脏、虾、蟹等。

（4）忌食用人参，因人参含有抗脂肪分解的物质，会抑制体内脂肪的分解，对动脉硬化有害无益。

（5）忌吃辛温燥热性的食物，如辣椒、酒、韭菜、大蒜、洋葱、芥末、红辣椒等。

（6）忌油煎、油炸食物。

（7）忌吃任何加工食品，如素料、罐头、久腌泡菜、臭豆腐、蜜饯、罐装果汁、泡面等。

推荐食谱

洋葱皮汤

材料：

红褐色洋葱皮10g。

做法：

洋葱皮加水1000mL合煮，滚后转小火续煮30min滤渣后当茶饮。

功效：

预防高血压、动脉硬化、中风。

贴心小叮咛

喝3天停1天。

什锦黑木耳菜

材料：

黑木耳（干品）15g、新鲜豆腐皮1 块，香菇（干品）2朵，小芹菜末1匙（约10g）、胡萝卜半根。

做法：

（1）黑木耳洗净、泡软后切丝；豆腐皮洗净、切条；香菇泡软、切丝；胡萝卜洗净后去皮、刨丝；

（2）除小芹菜末外，其余材料加适量水煮熟，酌加冷亚麻油、蔬果味素调味，粗盐可放一点点，最后洒上芹菜末，即可趁温进食。

功效：

预防中风。

贴心小叮咛

喝6天停1天。

⑩ 肺炎的食疗饮食原则与推荐食谱

◆病理介绍

肺炎是指肺部因感染发炎，而使肺中的气囊充满黏液和脓，主要是因细菌、滤过性病毒经由空气传染的疾病。除此外抽烟过量（包括二手烟）、上呼吸道感染、吸进异物或是长期卧床者，也都容易患有肺炎。

其症状包括：发烧、咳嗽、气喘、呼吸困难等，严重者还会危及生命。肺炎可能发生在所有年龄层，特别是免疫力较差者，如老人、小孩。

当罹患肺炎时，要尽快就医，且多休息少出入公共场所，同时要增加蛋白质及维生素B群的摄取，多喝水防止因发烧而引起脱水。居家室内要保持空气清新流通，勤快清除痰物，保持呼吸顺畅。

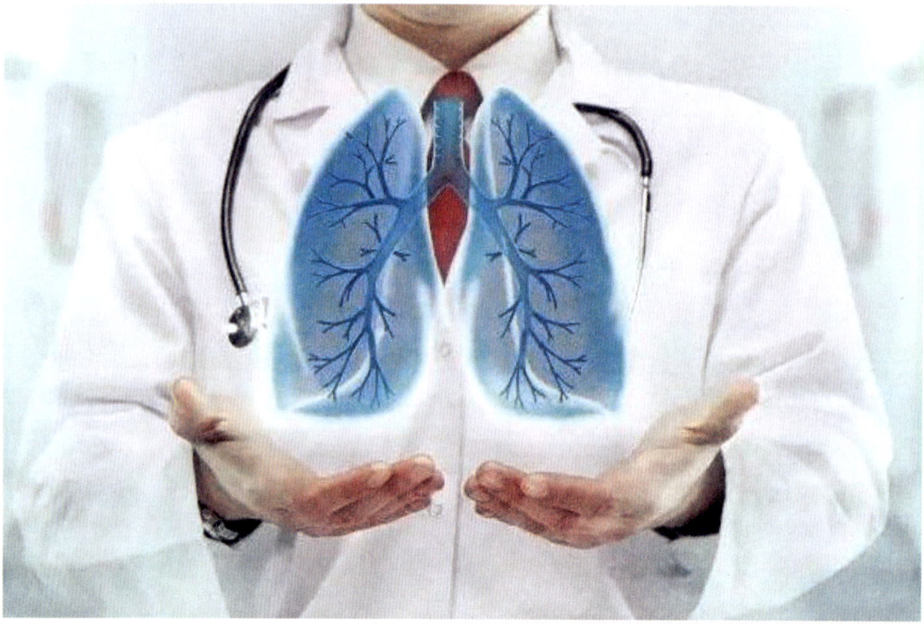

饮食原则

宜

（1）少量多餐，以低脂高热量的食物为主，如米饭、面食及根茎类等。

（2）多吃高蛋白质制食物，如豆腐、黄豆制品等，有助于组织的建造修补。

（3）多补充富含维生素A的食物，有助于维护呼吸道的健康，如胡萝卜、深绿色蔬菜(菠菜、茼蒿菜、油菜等)、水果（柿子、木瓜、芒果等）。

（4）多补充富含维生素B群的食物，可帮助蛋白质的吸收利用，如全谷类、绿叶菜类、豆类、花生等。

（5）多补充富含维生素C的食物，可增强免疫力，如奇异果、香吉士、番石榴、木瓜、柚子、橘子、深绿色蔬菜。

（6）多喝水，至少每日要喝2500mL以上。

（7）每餐不要吃太饱，餐前可休息，餐后要散步走动不要立即躺下。

忌

（1）忌食用辛辣刺激或生冷、质硬的食物，如葱、韭菜、大蒜、辣椒、生鱼片、冰冷食物、坚果等。

（2）忌吃油腻、高糖的食物，如肥肉、油煎品、甜食之类。

（3）忌吸烟及酗酒。

推荐食谱

川贝蒸梨

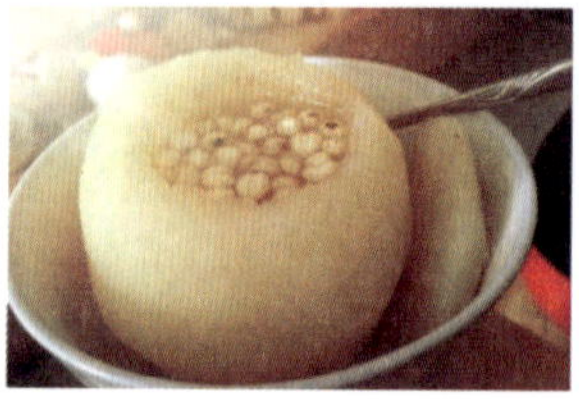

材料：

梨1个、川贝5g、褐色冰糖10g。

做法：

（1）川贝磨成碎粒，备用；

（2）梨洗净，上缘削掉薄薄一片，并将中间梨心挖掉，填入川贝碎粒与褐色冰糖；

（3）用碗盛梨，放入电饭锅中，蒸煮30min即可，梨肉与汤汁均要吃。

功效：

支气管炎、肺病、咳嗽。

贴心小叮咛

（1）经痛忌食。

（2）吃6天停1天。

（3）癌症与糖尿病者，不可加糖。

止咳莲藕羹

材料：

红枣5~10枚（视大小枚）、枸杞20~30粒、老姜2片、红糖1匙（约10g）、纯正莲藕粉2匙（约20g）。

做法：

（1）红枣洗净、用刀剖开，与枸杞、老姜、红糖入锅，加水750mL合煮，滚后转小火续煮20min；

（2）莲藕粉2匙先用冷开水调匀，趁热入锅勾芡，再滚时即关火焖

5min，宜趁热吃；

（3）常吃止咳莲藕羹有助于化痰排毒。

功效：

对于支气管炎、咳嗽痰多、肺病、感冒、补血补气有改善作用。

贴心小叮咛

（1）良性肿瘤或恶性肿瘤、血糖偏高、尿毒症、洗肾、肾癌等患者忌食。

（2）吃6天停1天。

（3）痰多者不可加红糖。

（4）喉咙痛者不可加姜。

11 支气管炎的食疗饮食原则与推荐食谱

◆病理介绍

支气管炎包括急性和慢性两种，不过随着个人体质和年龄的不同，其引发的方式也有所差异。其中以婴幼儿和老年人最易罹患支气管炎。

急性支气管炎发病原因，当鼻腔、咽头以及喉头等部位所产生的急性炎症，越过喉头，波及气管和支气管时，即会引起急性支气管炎。通常是罹患感冒或流行性感冒后，经由急性鼻炎或咽头炎、喉头炎而引起的。此外，亚硫酸、瓦斯以及氧化碳等刺激气体的吸入，也会造成急性支气管炎。而鼻炎和鼻窦炎等所产生的脓汁，若流入气管，也会形成急性支气管炎。

慢性支气管炎的发病原因，是长期刺激支气管黏膜等外因。主要是鼻窦炎、抽烟、空气污染以及职业上所吸入的有毒瓦斯等物质。其他如流行性感冒病毒的重复感染、气候的变化等，也是引发慢性支气管炎的原因。

无论是急性或慢性支气管，会因个人体质与年龄的差异，其病情发展也有所不同。其中以老人和幼儿最易罹患此症，若不留心医疗、照护，还可能并发肺炎、哮喘而危及生命。

饮食原则

宜

（1）宜常吃萝卜、刀豆、蘑菇、冬瓜、丝瓜、豆腐皮、水梨、枇杷、荸荠、莲藕等。

（2）宜常喝茶，因茶叶中含有大量茶碱，具有松弛平滑肌的作用，可以改善喘息、咳嗽。

（3）多补充水分，一天要喝水2500mL以上，可促进痰液稀释，以利痰液排出。

忌

（1）忌吃辛辣刺激性食物，如辣椒、花椒、韭菜、五香粉、麻辣火锅等。

（2）忌吃生冷食物，如冰冻食品、饮料、冰淇淋等。

（3）忌烟、酒。除了自己抽烟，也拒吸二手烟。

（4）避免吸入引起支气管发作的物品，如棉花纤维、粉尘、尘螨、氯、氮、硫的氧化物，这类物品容易引起支气管水肿、充血和痉挛。

（5）忌煎、炸、熏、烤食物。

推荐食谱

鱼腥草薄荷茶

材料：

鱼腥草（干品）50g、薄荷叶（干品）5g。

做法：

（1）鱼腥草洗净置于锅内，加3000mL水泡10min。

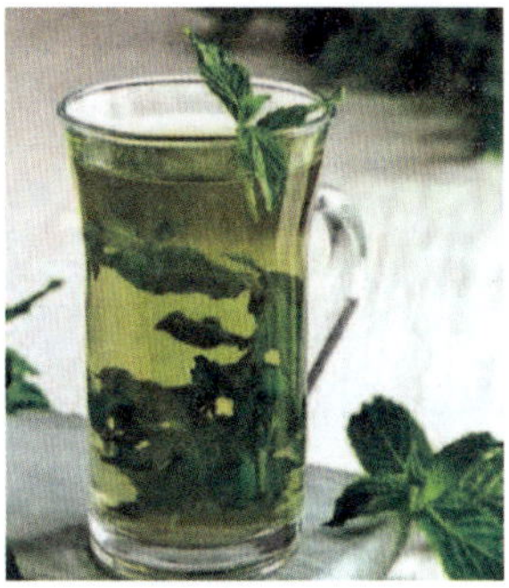

（2）不必换水直接以大火煮滚后，转小火续煮20min；

（3）续入薄荷叶，立即关火焖5~10min，滤渣后即可饮用。

功效：

对于口臭、口腔炎、口角炎、口腔溃疡、舌头破、口鼻生疮、中耳炎、中风、心肌梗死、火气大、牙周病、牙龈炎、牙龈浮肿、冬季痒、皮肤粗糙、皮肤痒、耳鸣、肉芽、卵巢炎、尿道炎、尿酸高、肺炎、青春痘、便秘、扁桃腺发炎、疣、美白皮肤、香港脚、狭心症、高三酸甘油酯、高血压、干癣、动脉硬化、带状疱疹、异位性皮肤炎、痔疮、蛀牙、阴道炎、雀斑、痛风、发烧、黑斑、膀胱炎、需减重、鼻息肉、热咳浓痰色黄、荨麻疹、湿疹、胆固醇高（低密度胆固醇）、鸡眼、听力障碍、湿疹、膀胱炎、计算机手、感冒、喉咙痛、偏头痛、利尿排毒、疲劳、耳鸣、静脉曲张等有很好的缓解作用。

贴心小叮咛

（1）尿蛋白异常、尿素氮异常、肌酸酐异常、尿毒症、洗肾、肾功能不全、肾癌、频尿忌食。

（2）喝3天停1天。

三仙饮

材料：

白萝卜250g、莲藕250g、水梨2个、蜂蜜30mL、老姜2片。

做法：

（1）老姜加水600mL合煮，滚后转小火续煮20min，滤渣后即成姜汤，备用；

（2）白萝卜、莲藕、水梨均洗净后去皮，三者以分离式榨汁机榨出原汁，再加入蜂蜜调匀，即成三仙汁；

（3）取30mL三仙汁加200mL温姜汤，调匀后即可饮用；

（4）所剩的三仙汁与姜汤待凉后，即入冰箱冷藏，饮用时，再将姜汤加温即可。

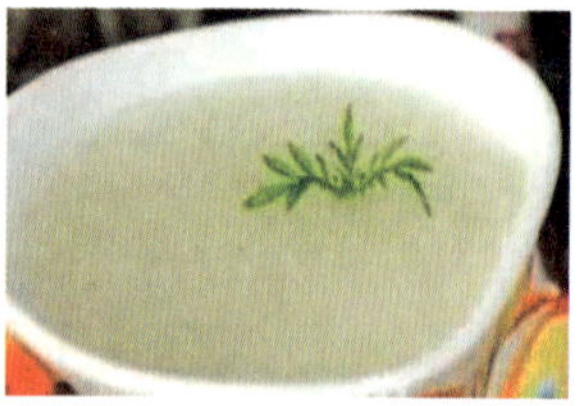

功效：

改善支气管炎、咳嗽。

贴心小叮咛

（1）喝3天停1天。

（2）每日早、午、晚各喝一次。

12 胆结石的食疗饮食原则与推荐食谱

◆病理介绍

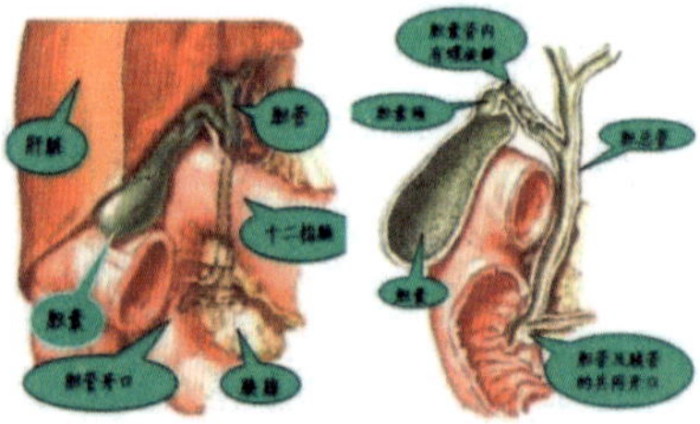

胆结石就是胆囊、胆管系统中的结石，主要成因是胆汁在分泌时受到某些因素影响而形成结晶，可分为“胆固醇结石”以及“色素性胆结石”。“胆固醇胆结石”是指结石的形成和胆固醇有关。当人体摄取过多的胆固醇，需经过肝脏代谢，以致胆汁浓度改变，便容易形成结石；此外，有些降血脂的药物也容易造成“胆固醇胆结石”。

“色素性胆结石”的成分则不同，主要是钙盐和胆红素居多，它的形成与高浓度的胆红素、胆盐减少、胆道感染、胆囊弛张、原发性肝病、溶血性疾病及高龄化等，皆有相当的密切关系。

胆结石和个人体质有关，但肥胖、吃太油腻、饮食不正常、经常饿过头等都是重要的危险因素。所以要预防胆结石，最重要的是**三餐正常，控制体重以及避免过多的脂肪摄取**。

饮食原则

宜

（1）要多吃能抑制胆结石的食物，如生姜、洋葱、四季豆、青椒、白萝卜、莲藕等。

（2）一定要重视早餐，若早餐不吃，会使胆汁中的胆固醇浓度上升，易形成结晶，产生结石。

（3）常吃富含β胡萝卜素的食物，如绿色叶菜、胡萝卜、红凤菜、甘薯、南瓜、麦片、芥蓝等。

（4）宜多吃具有利尿及富含维生素C的新鲜水果，如番石榴、奇异果（猕猴桃）、木瓜、柳橙、梨、西瓜等。

（5）主食以面线、米粥等较柔软的食物为主。

（6）多吃山楂、乌梅、玉米须（可煮汤喝）等，有助于胆汁分泌和松弛括约肌，便能防止胆结石的形成。

（7）常吃黑木耳、核桃、生姜、苹果等，也能减少胆结石的形成。

忌

（1）不可向左侧睡，因胆囊在右腹，胆囊“瓶口”朝下，结石就容易掉入“瓶颈部”，病情便会恶化，而引起疼痛。

（2）忌高胆固醇食物，如奶酪、动物内脏、海产、动物油、乳玛琳等。

（3）食物烹调宜清炖，忌炸、煎、熏、烤，勿用刺激性或浓烈的调味品，忌胀气食物（如马铃薯、地瓜、南瓜等）。

（4）忌吃太甜食物，如蛋糕、冰淇淋等。

（5）忌吃辛辣刺激性的调味料，如辣椒、五香粉、咖喱粉、辣油、花椒、蒜、葱等。

（6）忌烟、酒、咖啡等，以免胆结石更严重，甚至于引起胃酸逆流。

推荐食谱

柠檬蜜水

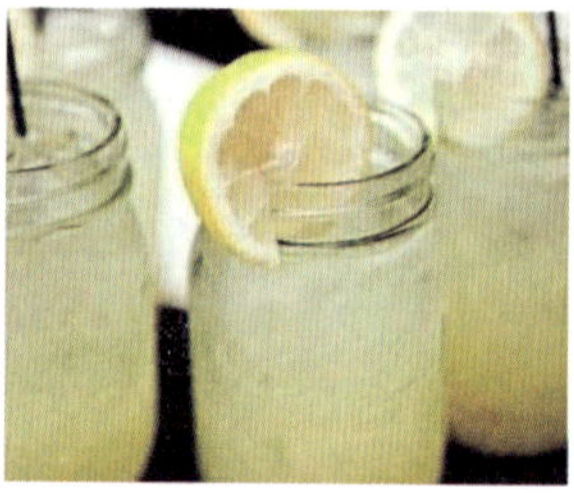

材料：

柠檬1/2个、蜂蜜15mL。

做法：

柠檬挤汁后，加入冷开水300mL、蜂蜜调匀，即可饮用。

功效：

对于高尿酸、干癣、痛风、肾结石、高血压、皮肤病、活化内脏机能、胆结石有缓解作用。

贴心小叮咛

（1）胃酸过多、胃痛、胃肠溃疡、癌症、糖尿病患忌食。

（2）喝3天停1天。

瓜类汤

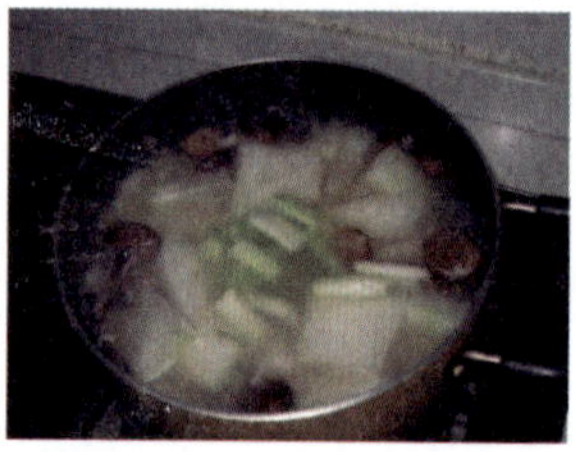

材料：

冬瓜250g、芹菜末10g、胡萝卜丝15g、高丽菜丝15g、豆腐皮50g、香菇（干品）2朵。

做法：

（1）冬瓜洗净、切片，香菇泡软；

（2）除了芹菜外，将所有材料入锅内，加750mL水大火煮滚后，转小火续煮至熟，起锅前加入调味料、芹菜末即可。

功效：

对水肿、皮肤病、高血压、减肥、糖尿病、抗癌有效果。

贴心小叮咛

（1）痛风、高尿酸血症、尿蛋白异常、尿素氮异常、肌酸酐异常、肾炎、水肿、尿毒症、洗肾、肾功能不全、肾癌忌食。

（2）喝6天停1天。

⑬ 癌症的食疗饮食原则与推荐食谱

◆病理介绍

大部分癌细胞的形成，是因人体某些细胞长期暴露在致癌环境中逐渐酝酿而成。癌症常因部位不同，而有不同的病症，当病情恶化、癌细胞转移时，就会使病人在泌尿系统、呼吸系统、血管、心脏等重要的器官上，产生严重的功能障碍。

环境中的任何因素：如饮食习惯、个人嗜好、内在心理因素、病毒的感染、自然环境、医疗辐射、工业场所的暴露、生活形态、空气、水质、土壤的各种物质等与癌症的发病都可能息息相关，故人们应该保护整个地球的生态环境，防止空气污染，改善饮水质量，对预防癌症的发生是十分重要的。

郑重提示

所有的息肉、增生、瘤子都是生癌的前兆，应立刻调整饮食，逆转易生癌体质。

饮食原则

宜

（1）宜常喝绿汁30~50mL，如小麦草原汁、牧草原汁、明日叶原汁、蒲公英原汁等。

（2）宜常喝蔬果汁200~300mL，如五汁饮、净血蔬果汁、番茄汁、胡萝卜汁、抗癌综合果汁、马铃薯苹果汁、芦笋泥等。

（3）宜常喝五行蔬菜汤、半枝莲白花蛇舌草茶、牧草高汤、小金英红枣汤、排毒水等。

（4）宜常吃生食，如精力汤、总汇生菜沙拉、速成泡菜等。

（5）宜常吃十字花科蔬菜，如高丽菜、大白菜、小白菜、白萝卜、大头菜、白花椰菜、绿花椰菜、结球白菜、芥蓝菜、芥菜等。

（6）宜常吃各种芽菜：如苜蓿芽、豌豆苗、小麦芽、绿豆芽、萝卜缨、黄豆芽、绿花椰菜芽、荞麦芽、黑豆芽、空心菜芽等。

（7）主食以五谷杂粮为主，如糙米、薏仁、芡实、高粱、小米、荞麦、燕麦、小麦、大麦、黑糯米、胚芽米、菱角、莲子等。

（8）宜适当的运动（每天最好有1h以上），要常在绿树下作深呼吸。

（9）三餐要以自然、新鲜、未加工、未含色素和添加物的天然食物为主。

（10）宜少油、少盐、禁糖。

忌

（1）忌食油腻的动物食品，最好能全素4~6个月，让红细胞全面更新，才能创造全新的健康体质，使生癌体质彻底中断。

（2）忌吃辛辣刺激性调味料，如辣椒、胡椒、芥末、咖喱等。

（3）忌吃任何糖类与甜度高的水果，如甘蔗、释迦、荔枝、龙眼、榴梿、哈密瓜等。

（4）忌食任何加工食品：如罐头、蜜饯、香肠、腊肉、久腌泡菜、皮蛋、咸蛋、泡面及过度加工的素料等。

（5）严禁烟、酒、槟榔等嗜好品。

（6）忌吃各种油炸、油煎及烧烤烘焙的燥热性食物，如油条、臭豆腐、烧饼等。

（7）严禁发霉、腌渍、烟熏或含不良添加物的食物，以免诱发癌症。

再忌：

（1）营养不均衡；

（2）睡眠不好；

（3）心情不好；

（4）空气不好；

（5）水源不好；

（6）忌未做排毒工作。

推荐食谱

排毒水

材料：

柠檬1个、蜜饯15mL、麦苗粉10g。

做法：

柠檬挤汁后，加入糖蜜、麦苗粉、冷开水300~500mL调匀，即可饮用。

功效：

抗癌、抗肿瘤。

贴心小叮咛

（1）尿蛋白异常、尿素氮异常、肌酸肝异常、尿毒症、洗肾、肾功能不全、肾癌忌食。

（2）喝3天停1天。

抗癌综合果汁

材料：

有机柠檬1个、有机番茄（大粒）1个、有机苹果1个。

做法：

（1）柠檬洗净、去皮、切成两半，番茄、苹果洗净、切块。

（2）用分离式榨汁机榨出原汁，现榨现喝。

功效：

防病抗癌、改善白血病。

贴心小叮咛

（1）胃酸过多忌食。

（2）喝3天停1天。

第三节　妇科男科病症食疗

❶ 痛经的食疗饮食原则与推荐食谱

◆病理介绍

当女性月经来时身体会分泌荷尔蒙，有助子宫肌肉的收缩。不过，如果子宫收缩得太强，会暂时减低子宫肌肉的血液及氧气供应量，从而引发不同程度的痛经。

大多数女性都会有痛经，感到小腹痛及背痛。痛经一般会于来经前数天或数小时出现，1~2天后逐渐消退。然而每位女性对痛经的感觉及所感受到的强烈程度都不同，痛经可同时与头痛、虚弱、发冷及头晕同时发生。

痛经可分为原发性痛经和继发性痛经两种类型：

（1）原发性痛经多见于未生育过的年轻女子，体质衰弱或对疼痛敏感的人更易发生。对月经现象抱有羞涩、恐惧、厌恶等心理的因素，痛经会较敏感。此外，内分泌失调、子宫发育不良、子宫颈狭窄、子宫位置过度前倾或后屈，都会引起痛经。

（2）继发性痛经多见于生育过的妇女或中年妇女，一般经检查可找到发生痛经的原因，如盆腔发炎、子宫内膜异位、子宫肌瘤等疾病。主要是气血运行不畅所致，原因是情绪不稳、遭受风寒、体质虚弱、气血不足等。

饮食原则

宜

（1）宜常保持清洁，以避免感染。

（2）宜多吃蜂王乳、花粉、啤酒酵母、螺旋藻、酸乳、麦草、豆腐、全麦、小麦胚芽、葵瓜子、核桃、胡萝卜等富含B群的食物。

（3）多吃含有镁、维生素B6、维生素E的食物。

（4）多吃高纤维食物，增加镁的含量。

（5）宜喝枸杞茶、玫瑰花茶、红糖姜汤，舒缓痛经。

忌

（1）忌酸涩食物，如石榴、青梅、杨梅、阳桃、杏子、李子、柠檬、橘子、橄榄、桑葚等，食后易使血管收缩、血液塞滞，不利于经血畅行与排出，而造成经血瘀阻，痛经加剧。

（2）忌冰品及各种凉性食物，如冰淇淋、冰冻饮料、凉拌菜、梨、香蕉、橘子、西瓜、柚子、白萝卜、大白菜、苦瓜等。

（3）忌盲目服用止痛片。

（4）忌大便燥结。便秘将使痛经加重，宜常保持大便通畅。

（5）忌在月经期进行性生活，不仅会加重痛经，而且还会使细菌侵入阴道而引起感染。

（6）不要刻意吃甜食，如蛋糕、糖果等，防止血糖不稳定，而加重身体的不适。

推荐食谱

蜂王浆蜜水

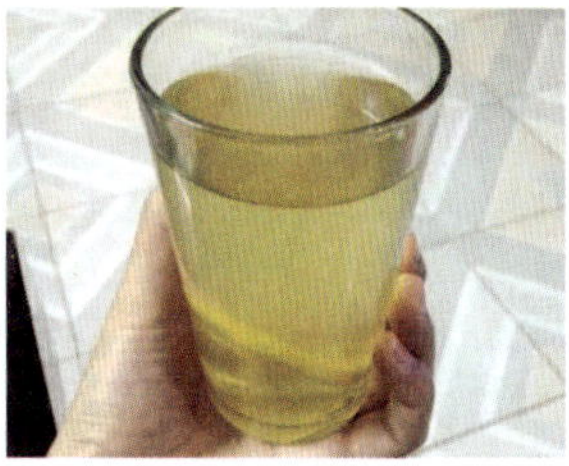

材料：

蜂王浆3g、蜂蜜15mL。

做法：

蜂王浆、蜂蜜加200mL温开水调匀，即可饮用。

功效：

改善痛经。

贴心小叮咛

（1）乳癌、乳房纤维瘤、卵巢癌、子宫肌瘤、子宫颈癌者忌食。

（2）喝3天停1天。

薏仁红豆山药粥

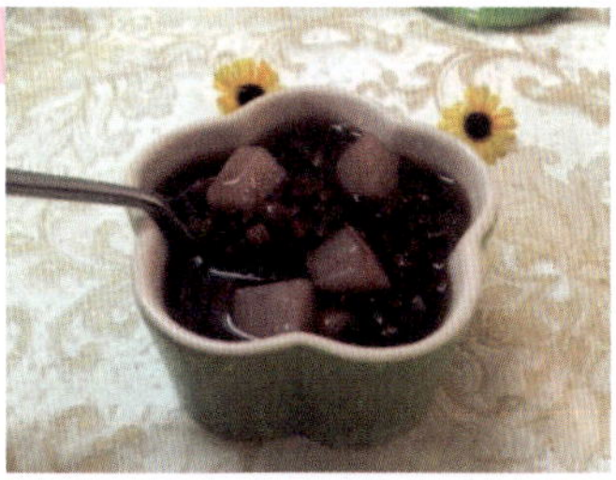

材料：

薏仁50g、红豆50g、山药75g。

做法：

（1）山药洗净、去皮、切丁；

（2）薏仁与红豆洗净，用1000mL水泡4h后，以大火煮滚，转小火续煮至熟，再放山药丁煮15min，即可食用。

功效：

对于手脚浮肿、白带、更年期、控制血糖、痛经、糖尿病有缓解作用。

贴心小叮咛

（1）尿蛋白异常、尿素氮异常、肌酸酐异常、尿毒症、洗肾、肾功能不全、肾癌、尿酸高、痛风、乳癌、乳房纤维瘤、卵巢癌、子宫肌瘤、子宫颈癌忌食。

（2）吃6天停1天。

② 更年期障碍的食疗饮食原则

◆病理介绍

人类是唯一有更年期的哺乳类动物。女人到了50岁的时候（有的人更早或更晚），月经开始减少，最后完全停止。月经即将结束的前、后时期，称为更年期，妇女通常在45~55岁之间。

妇女到了更年期，卵巢与体内的各种内分泌腺会发生失调现象，于是产生种种症状，如月经紊乱、停经、脸部发热潮红、盗汗、胸闷、呼吸不顺、乳房松弛下垂、体重增加、皮肤干燥松弛、骨质疏松、肌肉关节痛、尿失禁、失眠、记忆力减退、烦躁等。

然而，更年期并非是女人的专利，男性也会在55～65岁间，出现更年期症状。男性则会有头痛、失眠、脸色涨红、阳痿、紧张、焦虑、易怒、神经质等现象。

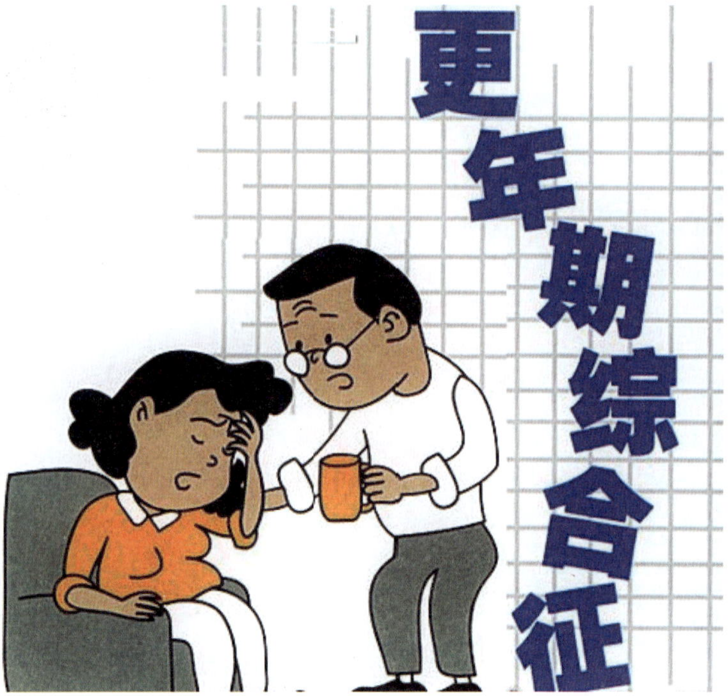

饮食原则

宜

（1）多食可以安神的食物，如金针菜、木耳、莲子、百合、蜂蜜等。

（2）摄取维生素E可治疗潮热、夜汗和阴道干燥。

（3）多食用会促进荷尔蒙分泌的食物，如蜂王浆、牛蒡、山药、薏仁、黄豆、当归、榴梿等。

（4）采低脂高纤的饮食，多摄取大豆制品、海藻、菇菌类。

（5）宜在睡前2h，用热水泡脚，有助于安神入眠。

（6）适当的运动，例如游泳、健身操、瑜伽等。

（7）宜少油、少盐、少糖等烹调方式。

（8）宜学习可让心灵寄托的良好嗜好，如插花、上网、打毛衣、陶艺、唱歌、跳舞或参加一些社团、担任公益义工、参加老年大学等。

忌

（1）忌食煎、炸、烤，例如炸猪排、油条、洋芋片、盐酥鸡、臭豆腐、炸薯条、烤鸭、烧饼、奶油蛋糕、甜甜圈、小西点等，以免引发更年期不适的症状。

（2）忌吃辛辣刺激性的食物，如辣椒、咖喱、芥末、沙茶酱等，勿吃过量，以免上火。

（3）忌吃生冷食物，如冷冻食品、饮料、冰淇淋等。

（4）忌吃提神兴奋的食物，如咖啡、浓茶、巧克力等，不可过量，以免影响睡眠。

（5）忌过劳的运动或消耗大量体力的劳动。

推荐食谱

三宝胡萝卜汁

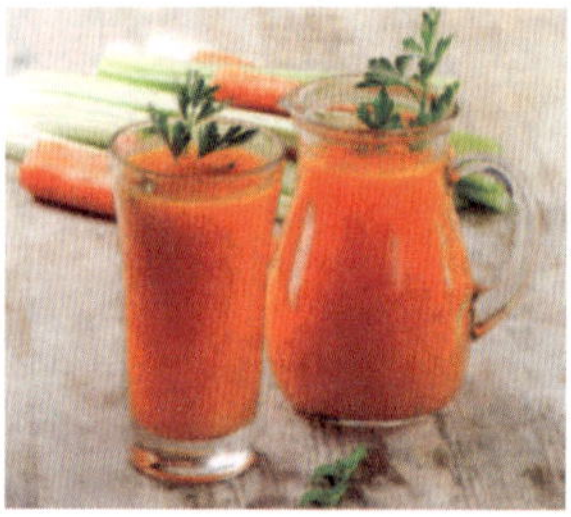

材料：

有机胡萝卜1根（约300g）、三宝粉（大豆卵磷脂、啤酒酵母、小麦胚芽）各5g。

做法：

（1）胡萝卜洗净后，连皮以分离式榨汁机榨出原汁。

（2）将三宝粉加入胡萝卜生汁，调匀后立即饮用。

功效：

对视力减退、流鼻涕、干眼症、头痛、头晕、静脉曲张、缺铁性贫血、地中海型贫血、帕金森氏症有很好的改善作用。

贴心小叮咛

（1）痛风、高尿酸血症、尿蛋白异常、尿素氮异常、肌酸酐异常、尿毒症、肾功能不全、肾癌者，不宜食用。

（2）喝3天停1天。

（3）胡萝卜一定要买有机的，才可以连皮使用。

（4）吃过量胡萝卜会造成色素沉淀，导致皮肤变黄，故应吃吃停停，勿连续吃。

（5）每次喝200~300mL，趁鲜饮用。

薏仁红豆山药粥

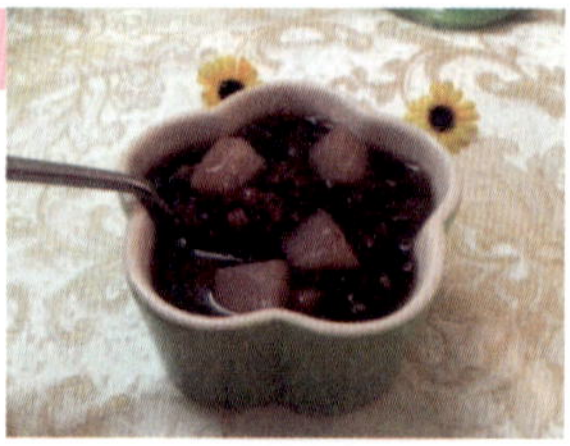

材料：

薏仁50g、红豆50g、山药75g。

做法：

（1）山药洗净、去皮、切丁；

（2）薏仁与红豆洗净，用1000mL水泡4h后，以大火煮滚，转小火续煮至熟，再放山药丁煮15min，即可食用。

功效：

对手脚浮肿、白带、更年期、控制血糖、经痛、糖尿病有缓解作用。

贴心小叮咛

（1）尿蛋白异常、尿素氮异常、肌酸酐异常、尿毒症、洗肾、肾功能不全、肾癌、尿酸高、痛风、乳癌、乳房纤维瘤、卵巢癌、子宫肌瘤、子宫颈癌忌食。

（2）吃6天停1天。

3 子宫肌瘤，食疗有法

◆病理介绍

近年来，子宫肌瘤愈来愈多发生，并且因为人们的生存压力增加、生活节奏加快、心情抑郁等多种因素，子宫肌瘤患者开始有年轻化的趋势，这容易对身心健康、生活质量造成不小的负面影响。

子宫肌瘤患者会出现什么样的症状及其轻重程度，主要与肌瘤生长的部位、生长速度、大小，以及有没有变性或合并其他疾病有关。在子宫肌瘤患者中，大部分人不会有任何感觉。但是，如果肌瘤位置较低，即使肿瘤不大，也可能压迫到邻近器官，如膀胱，因而出现排尿困难；如果压迫到直肠，很可能会发生排便困难；如果压迫的部位是输尿管，则很可能出现腰酸背痛等症状。肌瘤可能会导致子宫变形，因而影响受精卵的着床，所以不易怀孕。

预防子宫肌瘤的发生，可以从食养来下手，减少肌瘤发生。平时要避免暴饮暴食和偏食、挑食，要多吃清淡的食物以及五谷杂粮，坚持低脂肪饮食，多吃营养丰富的干果。在生活中要懂得调节自己的情绪，不要过多忧虑，保持愉快的心情。注意休息，避免劳累过度，增强自身的抵抗力，减少疾病侵入。

推荐食谱

小金英茶

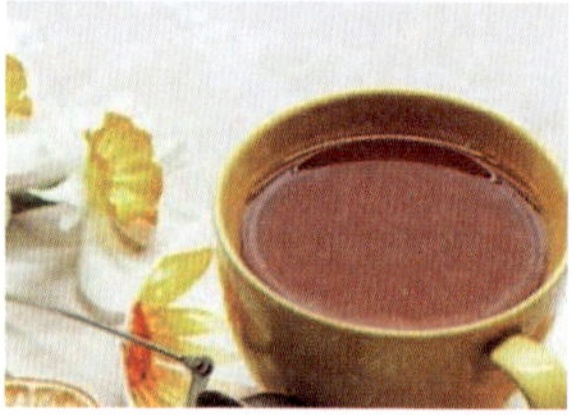

材料：

小金英（干品）50g。

做法：

小金英洗净，切碎加水3000mL，大火煮滚后小火续煮20min，滤渣即可当茶饮。

功效：

有利于消除肿瘤、子宫肌瘤、卵巢发炎、肿瘤（妇科）等。

贴心小叮咛

（1）尿蛋白异常、尿素氮异常、肌酸酐异常、尿毒症、洗肾、肾功能不全、肾癌患者忌食；

（2）喝3天停1天。

半枝莲白花蛇舌草茶

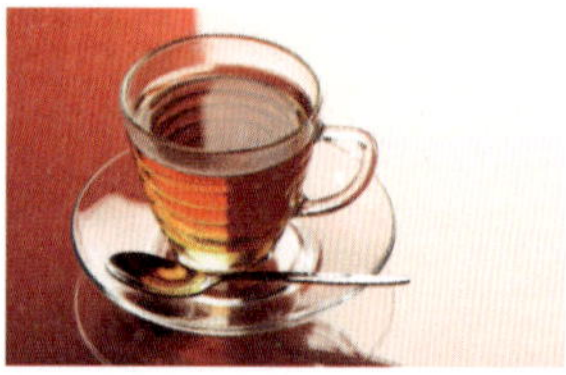

材料：

半枝莲（干品）50g、白花蛇舌草（干品）50g、生姜5片。

做法：

（1）所有材料洗净后加水15碗（约3750mL），煎煮1h，滤渣当茶饮；

（2）可再煎煮第二次，药渣加水10碗（约2500mL），滚后小火再煮1h，滤渣可继续饮用。

功效：

改善子宫内膜异位、子宫肌瘤、子宫颈癌、卵巢癌、乳房纤维瘤、乳癌等。

贴心小叮咛

（1）尿毒症患者不宜饮用。

（2）喝3天停1天。

4 阴道炎的食疗饮食原则与推荐食谱

◆病理介绍

正常阴道流液包含了阴道上皮的浆性渗出液、子宫颈腺体的清澈润滑黏液、阴道的复层鳞状上皮脱屑及其他由子宫、输卵管等分泌液，会随着排卵期、经期、更年期等身体荷尔蒙的变化，在分泌量与形态有所改变。正常阴道分泌物是防止阴道干燥，无臭、白色或透明稀薄黏稠物、pH酸碱度小于4.5。但若经过空气氧化，会转变成黄色或棕色。阴道炎的诊断是由阴道分泌物（俗称白带）的分泌量是否增加、分泌物呈现的形态、颜色、气味，以及是否伴随会阴部搔痒、刺痛、性交疼痛、下腹痛等症状为依据的。

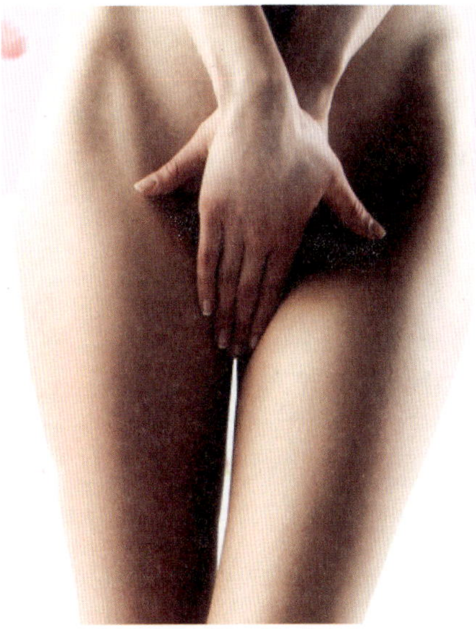

饮食原则

宜

（1）宜以温和、清淡的均衡饮食为主。

（2）宜多吃天然新鲜蔬果。

（3）宜多吃碱性食物包括多数蔬菜类、水果类、海藻类。

（4）宜补充好菌维持菌丛平衡。

（5）宜多吃蔓越莓，可以预防细菌感染。

（6）保持会阴部的干爽，穿着棉质内裤，除了经期外其余时间尽量不用卫生棉垫。

（7）适当调整生活形态，例如戒烟、运动以及压力调适。

忌

（1）忌穿太紧或不透气的丝袜或长裤（如紧身牛仔裤）。

（2）避免刺激性饮食，例如辣椒、姜、花椒、芥末、酒、咖啡、浓茶等。

（3）避免炸、煎、炒、烤、熏、烘焙的食物。

（4）忌任意使用妇洁液或其他消毒药水冲洗阴道，以免破坏阴道内正常菌落，导致其他病菌滋生，平时只需用温水清洗即可。

（5）忌熬夜，压力大、情绪紧张等都会让症状更严重。

推荐食谱

鱼腥草精力汤

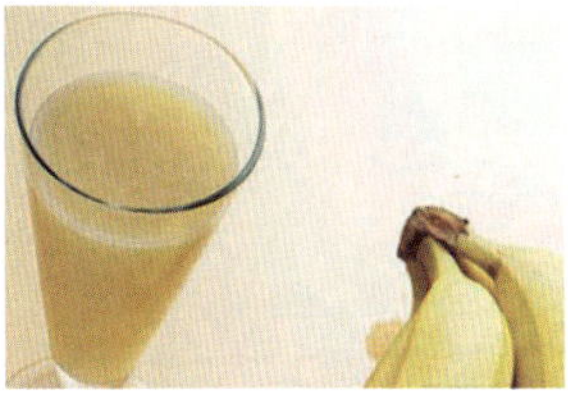

材料：

鱼腥草（生叶）20g、苹果1个、香蕉1根、菠萝200g。

做法：

（1）苹果、香蕉、菠萝去皮切块；

（2）鱼腥草洗净，再以冷开水冲洗；

（3）所有材料放入果汁机，酌加冷水200mL，搅拌均匀，立即饮用。

功效：

改善阴道炎。

贴心小叮咛

（1）尿蛋白异常、尿素氮异常、肌酸酐异常、尿毒症、洗肾、肾功能不全、肾癌者忌食。

（2）喝3天停1天。

浓茶汤坐浴

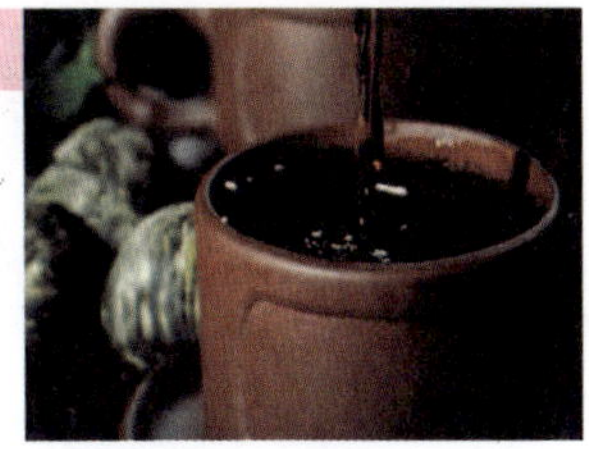

材料：

一般茶叶（廉价）100g。

做法：

（1）将茶叶加水5000mL入锅合煮，滚后小火续煮20min，滤渣取汤；

（2）先用1小壶入滚烫的茶汤，放在旁边预备中途添加之用；

（3）剩余的茶汤，倒入脸盆中，并加冷水将温度调至40~41℃；

（4）然后将下半身洗净后，直接坐入脸盆中持续30min，若中途水温下降时，便将小壶中的茶汤加入，以保持适当的水温。

功效：

改善痔疮、阴道炎、白带、下体搔痒。

5 前列腺肥大的食疗饮食原则与推荐食谱

◆病理介绍

前列腺，位于膀胱的下方，是男性的一种腺体，会分泌腺液，调节精液的酸碱度，以供精子生存于其中。

男人在50岁以后可能因**年龄增大，体内荷尔蒙改变**，前列腺开始变大。由于前列腺位于膀胱的下方，当前列腺慢慢肿大时，会阻碍膀胱出口，造成排尿困难或是解不出来。另一种情况是尿急、小便频繁、夜尿，而影响睡眠。假如不治疗，很有可能引起**膀胱结石、发炎，**甚至因**肾功能衰竭**而引起尿毒症等现象发生。

50岁以上的男人大部分有前列腺肥大的症状，通常是由泌尿道**感染**而来，另外过度劳累、气血不畅、长时间憋尿、**压力**、过多的**吸烟饮酒**、性生活过度、**饮食不当**等也有关联。

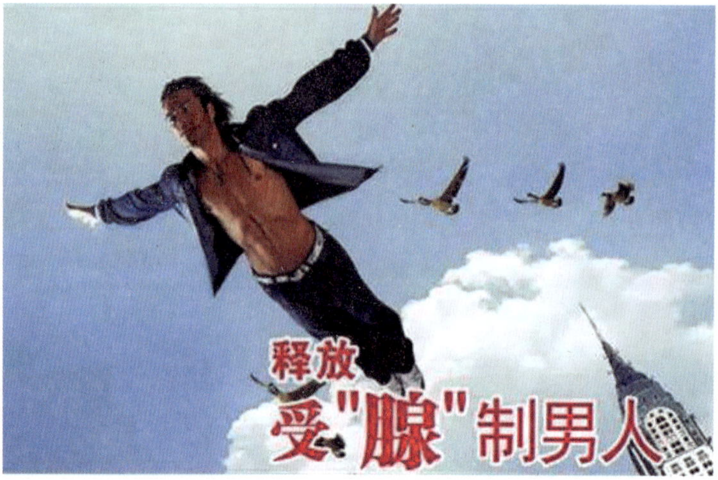

饮食原则

宜

（1）宜多吃含锌食物，如南瓜子油、南瓜子、核桃、花生、栗子、苹果等。

（2）宜每日吃20~30粒南瓜子，长期服用，可以改善前列腺肿大。

（3）宜常作收腹提肛动作，可以达到事半功倍的效果。

（4）宜多补充水分，刺激尿流，可防膀胱炎。

（5）宜以走路当成平日的运动。

（6）多用热水坐浴，缓和病情。

（7）注意保暖，天冷易造成排便不顺。

忌

（1）避免咖啡、浓茶、含酒精的饮料。

（2）忌辛辣、刺激、肥腻食物，如辣椒、大蒜、韭菜、葱等。

（3）不可以忍尿，忍尿让膀胱的尿太过充满，将容易造成感染。

（4）忌过量脂肪。

（5）勿骑脚踏车。

（6）忌性活动过于频繁，以防止前列腺的反复充血，诱发炎症。

（7）天气寒冷，而造成排便不顺，要设法保暖。

（8）勿熬夜。

推荐食谱

南瓜蒂汤

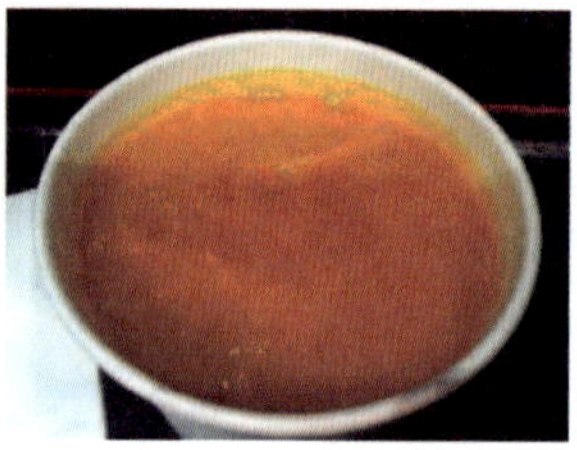

材料：

南瓜蒂6个。

做法：

南瓜蒂洗净切碎，加水1000mL合煮，滚后转小火续煮30min，滤渣取汤。

功效：

改善前列腺肿大及前列腺炎。

贴心小叮咛

（1）喝3天停1天。

（2）一天两次，每次250mL。

（3）剩余的南瓜可以煮食，尤其是南瓜子的籽肉要吃，将籽的壳吐掉。

（4）南瓜肉留给别人吃。

水梨苹果汁

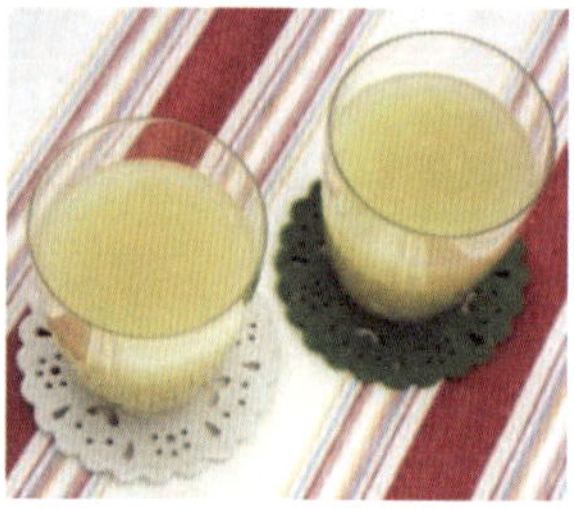

材料：

水梨1个、苹果1个、柠檬1/4个。

做法：

所有材料去皮，用分离式榨汁机榨出原汁，立即饮用。

功效：

清喉化痰，对前列腺障碍、哮喘有改善作用。

贴心小叮咛

喝6天停1天。

6 脂肪肝的食疗饮食原则与推荐食谱

◆病理介绍

脂肪肝是一种富贵病。引发的原因为长期饮酒过量、三酸甘油酯偏高、胆固醇偏高、营养过剩等。初期并无任何异状，肝功能的指数也很正常，因此，病情容易被忽略。

正常的肝含有微量的脂肪，约占肝重量的2%~5%。倘若脂肪的重量比率超过5%时，即称为脂肪肝。脂肪肝主要是因为三酸甘油酯代谢异常使得肝细胞积存过多的脂肪，导致肝功能异常。

现代人经常食用高油脂的食物，摄取过多的热量，加上运动又少，无形中造就了不少胖哥胖妹，且年龄层有不断下降的趋势，已有不少年轻人患上脂肪肝。由于脂肪肝不易发现，所以如果出现上腹部饱胀，食欲不振或全身倦怠等现象，最好尽早到医院做彻底的检查，以免并发肝硬化或肝癌。

饮食原则

宜

（1）多食用高蛋白食物，如酵母粉、黄豆、黑豆、花生、小麦胚芽、南瓜子、紫菜、花粉、杏仁等以促进肝细胞的再生。

（2）多补充维生素A、B1、B2、C等。

（3）宜多吃各种芽菜、南瓜、豆类、蘑菇、山楂、韭菜、茄子，丝瓜、芥菜、苋菜、扁豆、枸杞叶、橘皮等有防止脂肪肝升高的功效。

（4）少油、少盐、少糖饮食原则。

（5）主食以五谷杂粮为主，但不可过量，各种营养必须均衡完整。

（6）每日饮水量最少2500mL，以帮助排泄毒素。

（7）每天运动最少1h，如慢跑、步行、太极拳、气功、瑜伽等。

（8）周一、三、五吃全素（不含鱼肉），周二、四、六、日素多荤少（荤食以深海鱼为主）。

忌

（1）忌食过甜食物，如榴梿、香蕉、巧克力、冰淇淋、蛋糕等。

（2）忌食油煎、炸、烤、熏等食物。

（3）勿吃高脂肪、高胆固醇的食物，如肥肉、沙蟹、鱿鱼、蛋黄、动物内脏等。否则会是脂肪肝病情恶化。

（4）忌辛辣，刺激性的调味料，如辣椒、辣酱、芥末、洋葱、胡椒粉、咖喱等。

（5）忌香烟、酒、槟榔等嗜好品。

推荐食谱

高蛋白饮料

材料：

优酪乳200mL、蓝藻（粉状）5g。

做法：

三者混合、充分拌匀即可饮用。

功效：

强化肝功能，调降GOP、调降GPT。

贴心小叮咛

（1）痛风、高尿酸血症、尿蛋白异常、尿素氮异常、肌酸酐异常、尿毒症、洗肾、肾功能不全、肾癌者，忌食。

（2）喝3天停1天。

保肝利尿汤

材料：

大麦芽50g、茵陈50g、陈皮50g。

做法：

所有材料加水3000mL合煮，大火煮滚后转小火续煮20min，滤渣冷却后即可饮用。

功效：

改善水肿、黄疸、保肝。

贴心小叮咛

喝3天停1天。

成年阶段男性健康需要

成年之男，您该吃什么？

男人到20~55岁，是属于成年之龄，这个阶段的男性正值黄金时期，生命力也强，在努力奋斗的过程中也需要健康的身体，才能转换成现实的成绩。男人在打拼的时候，需要消耗大量的精力，因此均衡的营养是成年男性健康的最大关键。

要如何取得营养均衡呢？以下步骤让您更了解身体营养所需：

（1）摄取适量富含维生素A的食品。维生素A不但可以预防癌症，也是灵魂之窗不可或缺的主要维生素，同时又可以提升免疫力。美国农业部（USDA）建议，成年男子每天只需要摄取约800mg的维生素A，过量对身体也有害，易造成骨质疏松、骨折。富含维生素A 的食物以深绿色及深黄色蔬果为主，如南瓜、菠菜、西红柿、胡萝卜、芒果、木瓜等。

（2）足够的维生素C。维生素C是最有效的抗氧化剂，可以提高免疫力，还可预防心脏病、中风及保护牙齿。维生素C含量高的食物有香椿、绿豆芽、辣椒、释迦、香吉士、奇异果等。长期有烟瘾的朋友应该多摄取富含维生素C的食物，每天半杯的柳橙汁就足以维持每人一天的最低需要量（约60mg）。

（3）不可缺少维生素镁。镁可以降低胆固醇、维持心脏神经系统的健康运作、辅助男士的生育能力。所以早餐适合喝牛奶、吃燕麦粥和香蕉1根。含镁丰富的食物有干海带、葵瓜子、南瓜子、白芝麻、黑芝麻等。

（4）补充维生素B6。成年男子一天可食用两根香蕉（约1.3mg的维生素B6），能帮助提升身体的免疫功能，预防肾结石形成及皮肤癌的发生。维生素B6甚至能有效防范脑中风，因为它有分解高半胱氨酸的功能，此酸正是脑中风发生的原因。

（5）适量含锌食物。锌能促进性激素的生成，维持男性雄风和“养育”正常健康精虫的主要元素。长期缺乏锌，会使精子量明显减少，或是

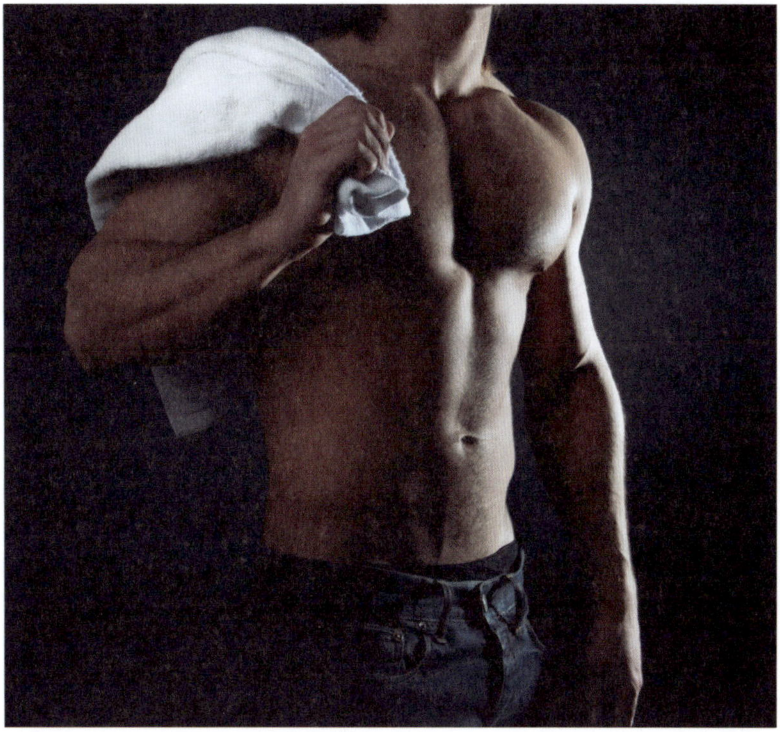

造成畸形精子，严重还会影响性能力。然而摄取过多锌元素反而会阻碍其他矿物质的吸收，所以每日锌的摄取量大约10mg。含锌较多的食物有小麦胚芽、南瓜子、葵瓜子、松子、酵母粉、腰果等。

（6）维生素E要丰富。维生素E是强而有力的抗氧化剂，使血管壁不受到自由基的破坏，远离动脉硬化、冠心病的威胁。维生素E对于抗老化及预防性功能衰退更是功不可没。坚果、植物油、花生、芝麻中都含有维生素E，可从中多多摄取。

（7）膳食纤维不能少。富含膳食纤维的食物能延缓胃肠饿的时间，进而帮助我们降低食欲，达到减肥的效果，五谷杂粮、根茎蔬果类食物皆含量丰富。摄取足够的膳食纤维可帮助排便顺畅，预防便秘、结肠癌。另外，对于降低胆固醇、血压也算有功效。

（8）戒烟少酒是健康养生必须尊崇之道。医学证明，肺癌、血管阻塞疾病等病例与吸烟有关系。少量的红酒对身体有着一定的帮助，20~30mL为理想限度。过量饮酒对身体只会带来负担，尤其是肝脏。

正常情形下，身体机能在25 岁时可以达到最高峰，然而社会的进步却很讽刺的为环境带来了污染。此时身体的组织与各部位器官功能，逐渐衰退，这就是老化的现象，尤其到了30岁后，老化的速度更加明显。情绪波动、不爱运动、容易疲劳、脱发等亚健康状态，逐渐地呈现出来。因此，这个阶段的男性除了身体的运动锻炼，精神修养外，摄取均衡的营养就显得更为重要。

附 录

◎食养饮食原则（要坚持6个月）

◎烹调方式停、看、听

◎芽菜种植

食养饮食原则（要坚持6个月）

食疗饮食原则	高血压、高血脂、心脏病	糖尿病、血糖高	肠胃病	尿酸高、痛风	肾病	非腺体、肿瘤	甲状腺、疾病	过敏、体质	自体免疫性疾病	其他病、肝胆病	骨关节、疾病
避食炸、煎、熏、烤食物										★	
避食炸、煎、熏、烤及燥热性的烘焙食物	★	★	★	★	★	★	★	★	★		★
勿吃任何加工食品（如香肠、腊肉、罐头、蜜饯、泡面、丸子及精制加工的素料）	★	★	★	★	★	★	★	★	★	★	★
勿吃辛辣刺激性调味料（辣椒、咖喱、芥末、沙茶酱、胡椒）	★	★	★	★	★	★	★	★	★	★	★
少油、少盐、少糖	★		★	★	★			★	★	★	★
少油、少盐、严格禁糖		★	★			★	★				
严格全素（□至少半年 □永久□_________）						★	★				
素多荤少										★	
周一、三、五全素	★	★	★	★			★	★	★		★
周二、四、六、日素多荤少（素：荤为8∶0“多鱼少肉”或“只吃鱼不吃肉”）	★	★	★	★			★	★	★		★
勿吃蜂王浆、山药、牛蒡、当归、榴梿等				★		★	★				

注：

（1）腺体肿瘤。系指子宫肌瘤、子宫癌、乳房纤维囊肿、乳癌、卵巢癌、前列腺肿大、曲列腺癌、淋巴癌、肺腺癌、胰脏癌等与内分泌腺体有关的肿瘤。

（2）非腺体肿瘤。系指肝癌、胃癌、肠癌、肺癌等与腺体无关的肿瘤。

（★）有胃酸过多、胃炎、胃溃疡时，便要严格禁糖，不宜吃稀饭（粥）、米将等，应以面线（细面）加苦茶油（茶籽油）为主食。

续表

食疗饮食原则	高血压、高血脂、心脏病	糖尿病、血糖高	肠胃病	尿酸高、痛风	肾病	非腺体、肿瘤	甲状腺、疾病	过敏、体质	自体免疫性疾病	其他病、肝胆病	骨关节、疾病
勿喝牛奶、蛋、虾、蟹、芒果、竹笋								★	★		
勿吃花粉、蜂蜜、茄子、南瓜、芋头、花生、小麦、燕麦、荞麦、猕猴桃、菠萝、草莓等								★	★		
勿吃高嘌呤的食物：各种豆类、各种菇类，芦笋、紫菜、动物内脏、花生、坚果类、银耳、苜蓿芽久熬的汤（鸡汤、鱼汤、火锅汤等）				★	★				★		★
勿吃玉米、土豆、西红柿、青椒、彩色甜椒、葵花籽、葵花油、花生、苜蓿芽等									★		
勿吃甜食、太甜的水果也不宜吃（甘蔗、香蕉、榴梿、芒果、荔枝、龙眼、哈密瓜、西瓜、水蜜桃、樱桃、葡萄等）		★	★			★	★				
勿吃高磷食品（大豆卵磷脂、糙米、五谷米、蛋黄等）					★						
勿吃高钾食品（香蕉、土豆、南瓜、干燥的蔬菜水果、深绿色的叶菜等）					★						
勿吃高钠食品（腌制品、香肠、腊肉、罐头、泡面）	★	★	★	★	★	★	★	★	★	★	★

续表

食疗饮食原则	高血压、高血脂、心脏病	糖尿病、血糖高	肠胃病	尿酸高、痛风	肾病	非腺体、肿瘤	甲状腺、疾病	过敏、体质	自体免疫性疾病	其他病、肝胆病	骨关节、疾病
任何食物天天吃，吃3天停1天或6天停1天	★	★	★	★	★	★	★	★	★	★	★
其他：											

注：

（1）未打★者并不代表“适合吃”，而是代表“并非主要的饮食原则”，可不必理会。

（2）“自体免疫性疾病”包括：类风湿性关节炎、红斑性狼疮、僵直性脊椎炎、硬皮症等。

（3）过敏性疾病（不严重的）第13项可不勾选。

（4）甲状腺单纯性肿大与甲头腺机能低下者，要多吃高碘食物（如海带、紫菜等）。甲状腺结节与甲头腺机能亢进、甲状腺癌症患者，不可吃高碘食物。

（5）甲状腺低下者（甲减），勿吃十字花科蔬菜，如卷心菜、大白菜、小白菜、油菜、小油菜、西兰花、白花椰菜、芥菜、芥蓝菜、白萝卜、结头菜等。

（6）腺体肿瘤（乳癌、子宫癌、卵巢癌、淋巴癌、甲头腺癌、前列腺癌等）以及甲头腺结节、甲状腺亢进等患者，均要忌时黄豆、黑豆，以免促进激素分泌，反而使病情恶化。

烹调方式停、看、听

红灯（停）——请尽量少用	
炸	大量油（可盖过食材的量）烧滚后，将食物炸到熟。
酥	将油烧滚，淋在已熟的食物上，使外皮变酥。
三杯	姜、葱、红辣椒炒香后放入主菜，加麻油、香油、酱油各一杯，焖煮均汤汁收干，再加入“九层塔”拌匀。
烤、烘	调味后的食物，用烤箱或架在烤网，烘烤使之熟透。
黄灯（注意）——谨慎使用	
炒	以中大火炒拌食物。
爆	强火将油烧热，菜料迅速拌炒即起锅。
煎	将少量油烧热后，以中火使食物两面发黄、外皮酥脆。
绿灯（行）——可多多使用	
蒸	利用隔水加热使食物变熟。
涮	肉类食物切成薄片，吃的时候放进滚汤中烫熟。
烩	菜肴煮熟后，加入粉面水勾芡。
蜜汁	利用糖或醋增加菜肴之特殊风味。
烫、煮	材料处理好之后，放入滚水或高汤中，大火烧滚就捞出称作“烫”，煮得比较久称为“煮”。
炖、卤	先大火烧滚食物，以小火烧到烂熟是“炖”，若加入卤包就是“卤”。
烧、焖	菜肴经过炒煎，加入少许水或高汤及调味料，微火焖烧，使食物熟透、汁液浓缩。
冻	食物中加入洋葱、果胶，利用低温把菜与汤汁冻结起来。
拌	菜肴处理好，放入天然调味料拌匀。

芽菜种植系列

芽菜发芽指南

所需物品：

1个可沥水的容器（可以是蔬果料理盘子，品牌灌肠器甚至是玻璃饭盒或者罐子也可以）；

1块棉布或者纱布；

自然农法种植的种子。

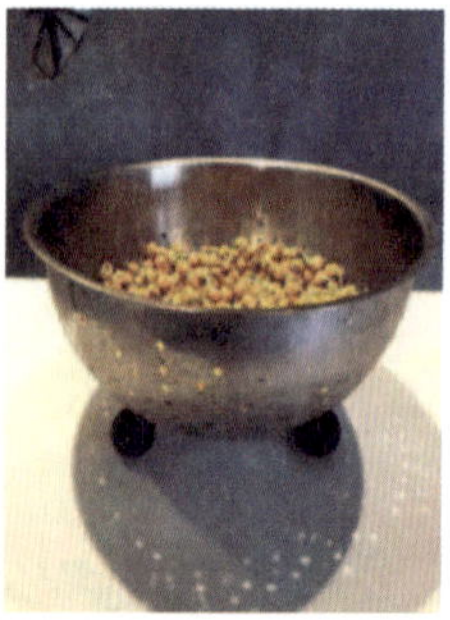
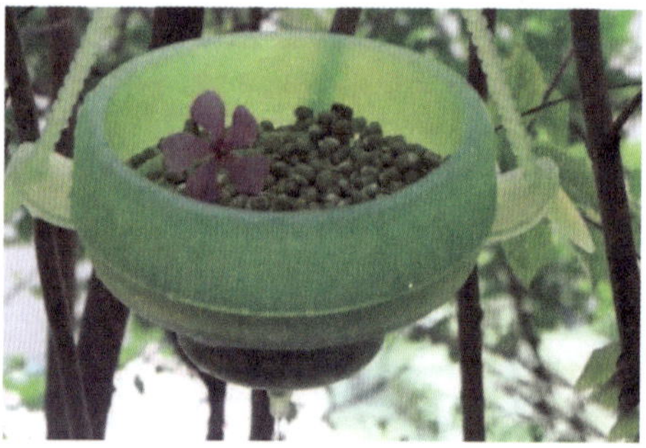
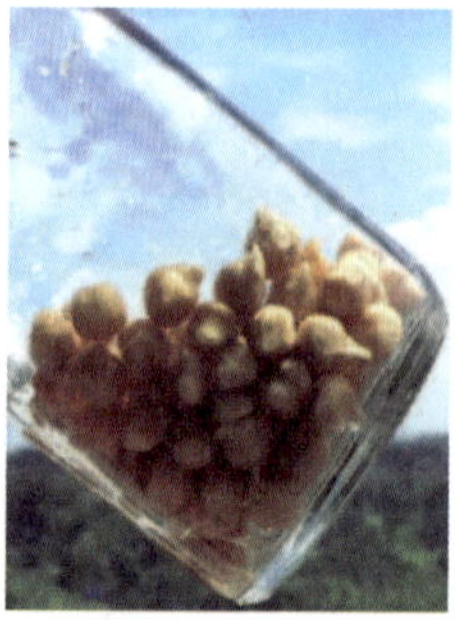

步骤：

（1）挑选出破损的种子、豆子，然后把种子、豆子清洗干净后用温水浸泡6~12h（把种子从休眠期唤醒），放在阴凉通风处或者冰箱里，每隔3~4h左右冲洗一遍，以免豆子发臭。

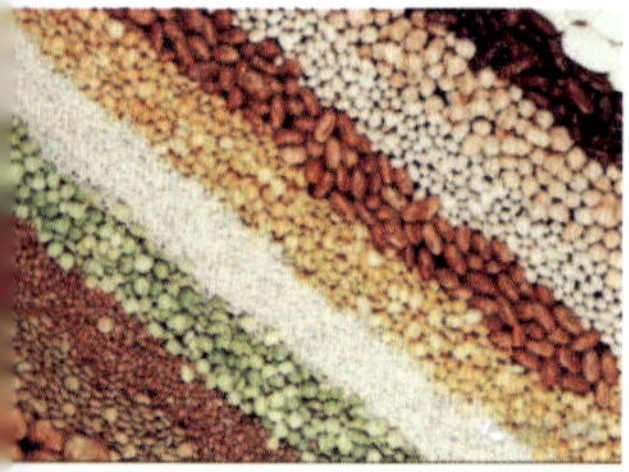
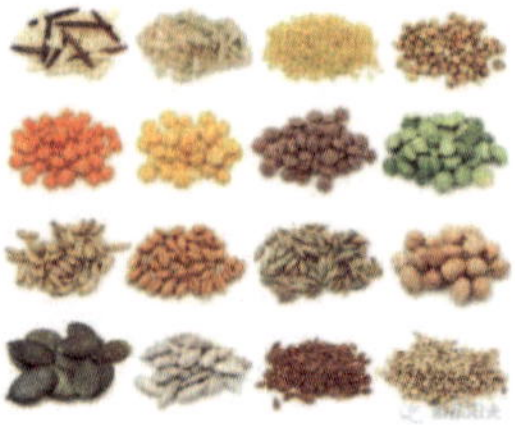
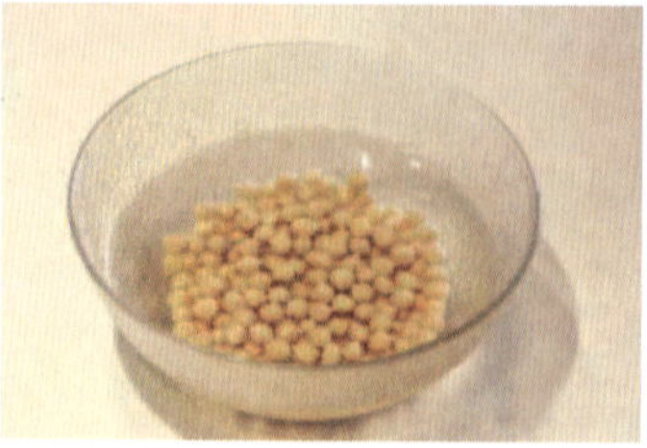
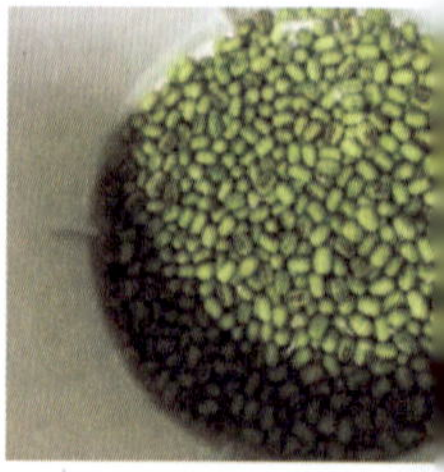

（2）经过浸泡后的豆子，是饱满的，而且还可以看到萌动的小芽尖，这时把豆子冲洗干净放进一个能沥水的干净无油腻的容器里，把干净纱布或棉布铺在豆子上面，放置在阴凉避光通风处或者冰箱里（如果没有可沥水的容器，也可以用任意的瓶子或者盒子都行，只要把水分完全沥干爽就可以了）。发芽过程中，还需要每隔3~4h冲洗一遍，以免豆子发臭腐坏。

晚上睡觉的时间不需要冲洗，只需在睡前冲洗一遍就可以了。

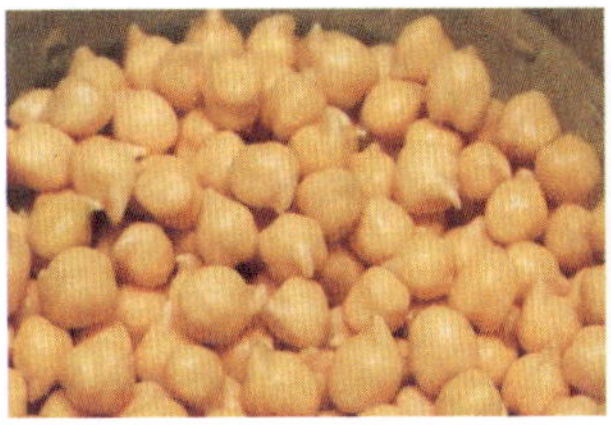
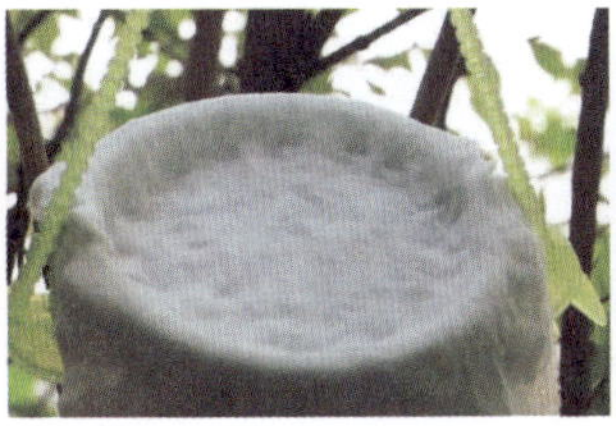
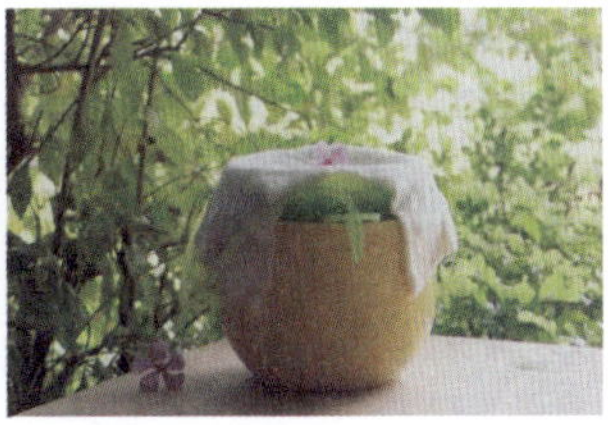

（3）大概2~4天的时间即可收成享用，在此期间仍然需要每隔3~4h冲洗一遍，以免豆子发臭腐坏。

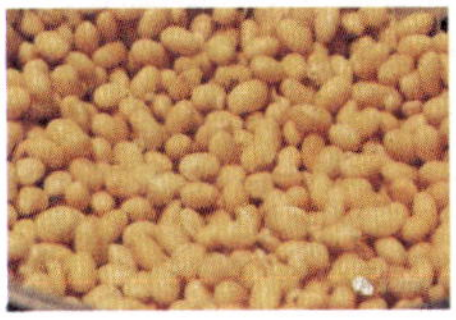
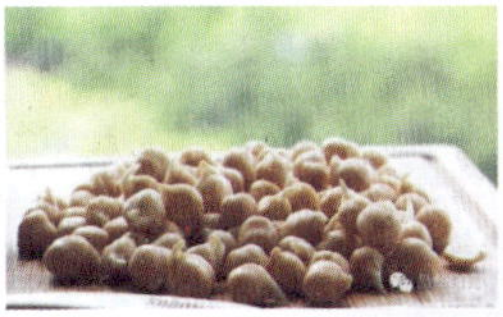
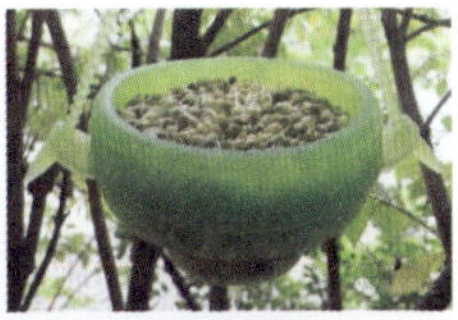
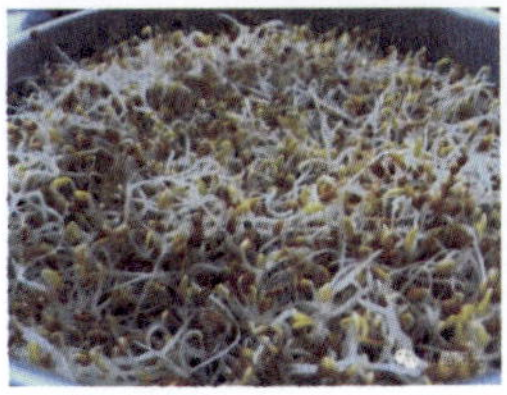
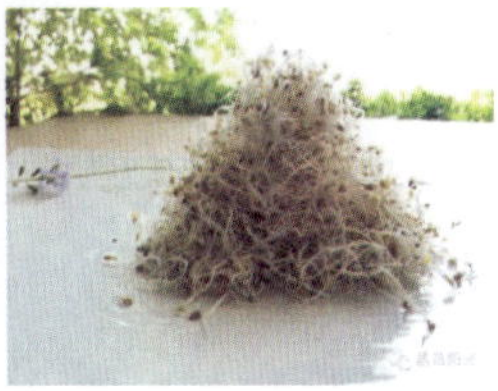

温馨提示

从清洗浸泡到每一次的冲洗过程中，建议使用过滤水操作。记住通风、阴凉、避光、勤冲洗、无油腻五原则便可大功告成（换洗的水可用作浇花或者冲洗马桶）。

苜蓿芽

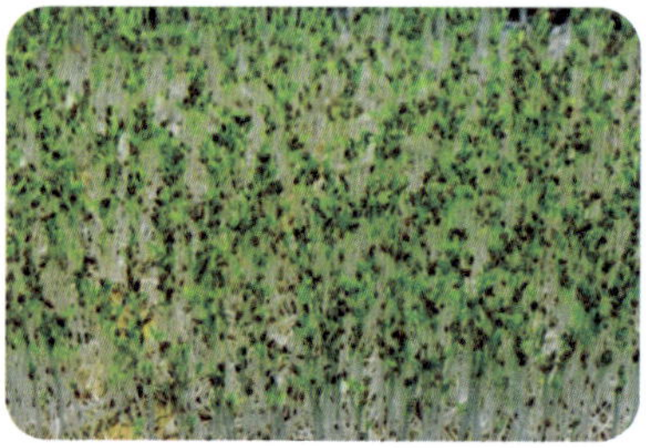

苜蓿芽是超级健康食物。是钙质以及植物雌激素的极佳来源。含有丰富的维生素A、C、D、E、B1、B2、B12，和矿物质——铁、钾、钙、镁、锌和K 以及各种氨基酸、烟碱素、泛酸及叶绿素，具高碱性、高纤维、高酵素与低脂等特性。并可促进消化增加养分的吸收。苜蓿芽在古代阿拉伯世界被称为“食物之父”。

萝卜缨嫩芽

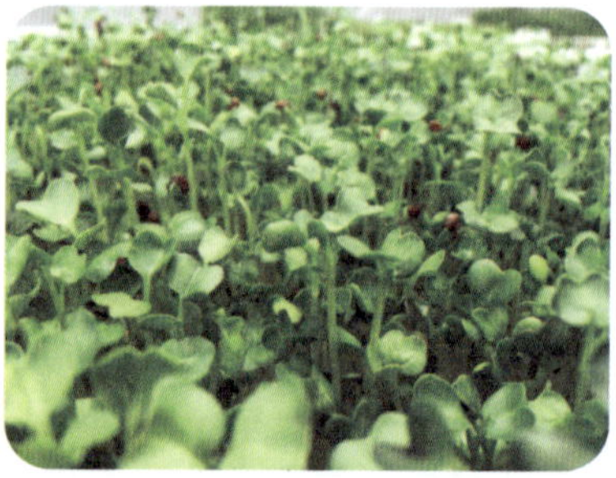

每100g红萝卜缨的含钙量为350mg，是蔬菜含钙量第一位。富含维生素A、B1、B2、C、E 以及胡萝卜素，还含有多种矿物质和微量元素如镁、铁、锌、磷、钼及核黄素、叶酸等，并富含粗纤维。日本人视其为天然维生素的化身。常吃萝卜缨，还可预防近视眼、老花眼、改善白内障。萝卜缨所含的矿物质镁、锌是人体内胰岛素及多种酵素的成分，有助于心脏、肌肉及神经的正常功能以及身体正常代谢。

编后语

你，完全可以

“积土而为山，积水而为海”——荀子

意指量的积累，会产生质变。就如同土，一堆没什么，两堆没什么，到日积月累，最后会垒成一座山。

水，一滴两滴汇入，不会怎样，慢慢沉积，总有一天，会形成海。

“食养食疗”就如此……

一个人的命运是由什么决定的？

一个人的健康是什么决定的？

一个人的生命质量也是由什么决定的？

一个人的寿命是由什么决定的？

思想→观念→行动→习惯→结果→命运。

早就有哲人告诉我们：

“最好的药物是食物，最好的医生是自己！”

“药补不如食补，药疗不如食疗！”

大多数人想要改造这个世界，但却罕有人想改造自己。

拥有梦想只是一种智力，实现梦想才是一种能力。

人之所以能，是相信能。

所以，你也能！

欧阳英　李艳华

2017年6月